치혈법 해설

전통 침구임상과 병명별 처방치료비법

監修 林·樹 成

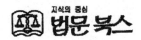

지식의 중심
법문북스

卷　頭　言

卷 頭 言

　어느 針灸士가 初年에, 針灸師의 資格을 얻고서, 實際로 患者를 治療할때에, 어떠한 目標로 取穴해야 좋은지 自信이 없어서 大端히 망서렸다 한다. 그때, 大端히 參考가 된것이 故 柳谷素靈先生의 針灸治療醫典이 있다. 이책은 現在 絕版으로 入手할 수 없으나, 가나다 順으로 病名・症候名을 들고, 古今의 針灸書에 두드러진 取穴處方例를 列擧해서, 約550頁에 미치는 것이다,

　針灸師는 針灸學校에서, 한차례는, 經穴經絡에 對한 體系的인 敎習을 받고 있는 터이나, 醫學校에서 系統解剖學을 배워도, 外科手術에는 直接 所用되지 않는듯이, 每日의 臨床에 어떻게 이 知識을 應用하는가 라는 것을 쓴 것도 必要하다. 現在의 針灸學校에서는 臨床實習을 할 수 없기 때문에, 千變萬化한 患者의 愁訴를 어떤 手技로 治療하는 것인가라는 着眼點을 가르키기 어렵다. 그래서 卒業後, 實際家에게 師事해서 그手技를 배우거나 講習會에 出席해서 先輩의 가르침을 받거나 해서, 獨立하게 되는 것이다.

　그런데, 이 開業하고 있는 先輩의 治療方法이라는 것이, 百花齊放・百家爭鳴이어서, 누군가 모여서 議論해서 統一된 見解를 펴

주지 않는가 라는等의 悲鳴이 날 程度이다. 卑近한 이야기로 이 經絡은 極히 重要하다고 하는 사람도 있고, 그런것은 잊어버리라 고하는 사람도 있다.多數取穴·强刺激派도 있으며.少數取穴·弱 刺激派도 있다. 저것이 좋다. 이것이 나쁘다고 各樣各色의 것을 말하기 때문에, 더해서 둘로 나누어서 라는 式으로는 되지 않는 다. 어떻게 해서 그것을 調節해서, 그럴듯한 取穴事典을 만드러 보아 달라고 하는 付託이다.

이러한 책을 쓰는 方法에 두가지가 있다. 하나는 누가 무어라 하든 나는 責任을 지지않습니다 하고 주어모아서, 辭典式으로 묶 는것과. 다른 하나는 他人은 무어라고 말하든 나의 方法이 第一 이다 하고, 自己主觀이 강한, 「××流 針灸術」을 쓰는 것이다.

「神傳○○流 針灸術」을 提供할 만치, 나는 大家가 아니기 때문 에 이것은 안되지만, 누구의 說이거나 吾不關으로 써서 너러놓는 것도 마음에 끼름직하다.

再昨年 中國을 視察하고 針灸事情을, 視察했다. 僅僅 三週間의 窺視이기 때문에, 中國의 事情에 精通했다고는 夢寐에라도 말할 수 없으나, 우리나라와 같이, 針灸에 오랜傳統을 가진 하나의 나 라로서, 어떻게 針灸를 가르치고 있는가 하는 것에는, 大端히 興 味를 갖었다. 그곳에서 發行하고 있는 各種의 敎科書를 사서 比 較해 보았다. 그中에는 우리나라의 針灸書의 影響도 確實히 많으 나, 亦是 한가지의 風格을 가진 針灸術이 있는것 같다. 그래서 이 現代中國風의 카리큐람을 基本으로해서, 나의 經驗을 새겨서 한卷의 取穴事典을 만들면, 或은 入門者에게 多少의 參考가 되지

않을가 하고 생각했다.

이런 類의 책은 大端히 部厚해서 무엇이든 쓰여있는 것과, 가지고 다니며 每日參考로 하는 것이 있다. 알송달송한 책은 도리어困難하다. 本書는 後者를 노린것이기 때문에, 完全無缺은 바랄 수 없기때문에. 要點을 짜는 것에 目標로 했다.

取穴에는, 中國醫學獨特의 用語를 그대로 남겼다. 그것은, 中國의 取穴의 目標가 現代醫學的인 着眼이 아니고 "證"을 中心으로 해서 取穴을 加減하는 方法을 取하고 있기 때문이다. 그 方法이 完全無缺한지 어떤지는 別問題로 하고, 그 取穴原則만 집어삼키면, 뒤는 個人個人의 判斷으로 自由로히 取捨할 수 있다고 생각하였기에. 그것을 重要 視하였다.

入門者의 便宜를 第一로 생각해서, 列擧한 穴에는 所屬經을 붙여 두었다˙ 穴을 正確하게 暗記하는데에 便利하다고 생각했기 때문이다.

序論의 部分은, 구차하면 읽지않아도 좋으나, 實은 이 部分이 가장 重要한 곳이며, 이 中國式 思考方法을 모르면 참다운 針灸의 妙味는 解할 수 없다고 생각한다.

第3篇에 各家가 常用하는 取穴方式을 들어 두었다. 이것도 實習에 當面해서 하나하나 檢討해가 주기 바란다. 한참에 무엇이 든지 다할려고 하면 머리가 混亂한다. 무슨 道일지라도 그러하지만 "易에서부터 難으로" 나아가는 것이 第一 確實하다. 最初는 어며 한곳으로 부터 들어가도 좋다. 最終의 目標를 높다랗게 揭揚해서前進하면 좋다. 第- 困難한것은, "拙劣한체 굳어버리는" 것이다.

P. 봐레리는, "愚者란 他人에게는 보이는 것이 안보이는 사람, 無能이란 他人이 할 수 있는 것을 못하는 사람"이라고 말했는데, 針灸의 領域에서 能한 사람은 어떠한 것까지 알고, 어떠한 效果를 實際 올리고 있는 가를 學習하는 것이 重要하다. 一年生이 六年生이 하는 일을 모르는 것은 부끄러움이 아니다. 但 언제까지나 一年生으로 있다는 것은 恥辱이다.

이 책은 一年生用의 敎科書일런지는 모르겠으나, 讀者가 빨리 이 책을 卒業하는 것을 期待하면서 썼는 셈이다.

著　者

目　次

目　次

目　次

目　次

-- 10 --

目　次

※ 이 表識이 있는 곳은 卷末에 付註하였다. 乞參照.

序　　論

第 1 章　針灸術의 要件

中國傳來의 針灸術은 勿論 針과 灸를 使用해서 體表에 刺激을 加하는 治療法이다.

故로

(1) 何處에 刺激을 加하는가.

(2) 如何한 刺激을 加하는가. (刺激의 質)

(3) 어느 程度 刺激하는가. (刺激量)

이 세가지가 그 要件이다.

本書에서는, 이中 第一의 要件인, 何處에 刺激을 加하는가, 다른말로 말하면, 어느 "穴"을 選擇해서 治療하는가를 述하는 것이 目的이다.

第 2 章　取穴과 手技의 關係

그런데, 穴을 選擇한다는 것은 刺激의 方法과 關聯이 있어서, 이것과 別途로 해서 獨立的으로는 論할수 없다.

例컨대, 腰部의 志室(膀胱)이나 環跳(膽)에 針을 깊게 刺하는 手技에는, 特別한 效果가 있는듯하며, 淺層을 刺激하는 灸法을 같은穴에 實施하여도, 같은 效果는 얻을수 없다.

이렇게 생각하면, 針灸는 別個로, 또 같은 針이라도 針의 種類別로 取穴法을 述하지 않으면 안된다. 그러나 一面 針과 灸에는 共通點도 많기때문에, 같은穴을 針으로 刺激하나 灸로 해도 거의 同樣의 效果가 期待되는 수도 많다.

그러하기 때문에 從來의 針灸書에는 그다지 嚴密하게 兩者를 區別해서 述하고 있지않은것이 많다. 그러나, 針灸의 學習上 이 點은 何時라도 注意를 하여야 하는 것이다.

第 3 章 針灸術의 範圍

東京敎育大學의 芹澤勝助敎授의 實驗에 依하면,
刺激이라는 意味에서는, 穴에 灸를 하여도 電熱을 주어도 逆으로 冷하여도 同等의 效果가 있다고 한다. 同樣으로 各種의 物理的刺激, 例컨대, 赤外線, 超短波, 超音波, 電流等도 點狀으로 加하는것에 依해서 針灸的效果가 期待된다고 하는것이다.

이들의 變法은, 今後 漸漸 硏究되고, 應用되게끔 될것이다. 그 中 어떤것은, 針灸의 原法보다 優秀하다는 것이 證明되는 날이 올지도 모른다.

例컨대, 요즈음의 젊은 婦人은 유럽人과 同樣으로, 痛症에 過敏하고, 美容에 關心을 크게 가지고 있기때문에, 瘢痕이 남는 從來의 灸法을 싫어하는 傾向이 있다. 이 傾向에 迎合하는 是非는 如何間, 萬若 電氣刺激으로 比較的 뜨겁지 않고, 瘢痕을 남기지 않고, 그리고도 效果의 點에서 灸의 代用이 된다고 하는 方法이

있으면, 灸法보다 歡迎받을지도 모른다. 이러한 意味에서 針灸의
變法의 硏究도 必要하다.

그러나 이책에서 내가 取扱하는 것은, 묵은 針灸, 特히 針法의
取穴을 主眼으로 한다.

왜냐하면, 이것에 習熟하는것에 依해서 東洋古來의, 點狀刺激
으로 治療하는것의 原理가 삼켜진다고 생각하기 때문이다.

近代的인 汽船의 操縱을 배우는데에, 只今도 옛부터 傳해지는
帆船의 訓練은 缺할수 없는것과 같은 것이다. 基礎를 充分히 배
운다는 것은 무엇을 하는데에도 決코 헛된 일은 아니다,

第 4 章 刺激의 量과 質

針灸術에서 刺激量의 問題가 重要한것은 勿論이다. 그러나 刺
激量을 物理的인 意味로 解해서, 一個의 뜸쑥을 燃燒시키면 몇카
로리, X個 燃燒하면 그 X倍, 라는式으로 簡單하게는 될 수 없다,
超音波나, 超短波의 에네르기를 計算해서, 뜸쑥과 等量의 카로리
를 投與한다는 試圖를 한 硏究者가 있었다. 이것은 刺激의 生物
學的인 反面을 忘却한 것이다. 實際, 等量의 뜸쑥을 使用해서 灸
를 해도, 能한 術者가, 能하게 뜸쑥을 비벼서, 等間隔으로 솜씨
좋게 施灸한 境遇와, 서투른 사람이 한 境遇와는, 받는 感覺이
크게 다른 것이다. 여기에 質的인 差가 있다. 이 質的인 差는,
刺激에 對한 生體의 反應을 決定하는데에 大端히 重要한 要素를
갖는 것이다.

後에도 若干 觸하지만, 下腿의 膀胱經의 井穴인 飛陽에 兩側을

거의 같은 壓痛이 있는 境遇, 背部의 膀胱經에 沿해서, 한쪽에서
는 車針을 上에서 下로 20回, 他側에서는 逆으로 下에서 上으로
20回 굴린다. 物理的 刺激量은 같다. 一般的인 生理學的 常識으로
判斷하면, 兩者는 거의 같은 體表刺激이라고 解해도 좋을 것이
다.

그런데, 下肢의 壓痛點의 消去效果를 調査해보면, 全然 相違된
點이 있다. 大概 上에서 下로 摩擦한 側의 壓痛이 輕減하고 있는 것
이다. 이와같은 事實에 歸納해서 中國針灸術에서는, 足의 太陽膀
胱經에 流注하는 方向은 上에서 下로 下降한다고 說明한 것이다,
이러한 現象의 本質이 무엇인지 알려져있지 않더라도, 또, 古典의
說明이 마음에 들거나 마음에 들지않거나, 治療의 實際에는 이와
같은 經驗에서 歸納된 臨床法則은 大端히 所用되는 것이다,

中國針灸術에서는 病症을 區分해서, 陰陽・寒熱・表裏・虛實等
으로 分類하고, 各其 手技를 加減할려고 하고 있는것은, "刺激
量" 만으로는 針灸의 手技를 處理할 수 없기 때문이다.

第 5 章　技法의　選擇

取穴과 함께 技法의 選擇이 必要한 것을 위에 述했는데, 이것
은 이책의 主目的이 아니기 때문에 깊이 파고 들어가지 않기로
한다, 그러나 實際問題로서, 各種의 針의 用法, 灸의 用法等의 사
이에는, 共通點도 있으며 相違點도 있고, 刺激效果・治療效果를 比
較換算하는것은 어렵다.

옛부터 灸는 補에 좋고, 針은 瀉에 좋다고 하는데, 針에도 補法도 瀉法도 있고, 針의 어느手技의 어느刺激量이, 灸의 몇壯에 同等하다라는 等의 計算은 하기 어렵다. 이러한, 効果의 計量的 觀察法이 確立돼 있지 않기때문에, 이것은 斟酌으로 加減하고있는 現狀이다. 但 後述하듯이, 生體에는 相當한 寬容度가 있어서, 一時的으로 過度한 刺激量이나, 不充分한 刺激이라도, 治療의 間隔·持續等의 調節로 달리 변하는수가 많은것도 事實이다.

但, 針灸의 上手下手의 分岐는, 이와같은 不確定因子를 處理하는데에 끊임없이 注意를 기우리고, 辯別力을 기루고, 直觀力을 날카롭게하는 努力을 하는가 안하는가에 있다. 患者는 百人百樣, 病도 百人百樣이다. 固定觀念에 사로잡혀서는, 이 複雜한 對象을 잘 가름할 수 있을 턱이 없다.

東洋醫學에서는 累次 "方을 擬한다"라는 것을 말한다. 이것은, 大端히 複雜한 病的現象에 一應 어떤型式의 治療를, "이것으로 될수있는 것은 아닌가"라는 期待를 가지고 試圖하는 것이다.

라고 말하면, 恰似 素朴하고 無方針한것 같지만, 우리들의 病에 關한 知識이나 情報는 限定되고 있기때문에, 이러한 方法도 不得己한 것이다. 그러고도 이 種類의 페턴把握을 잘하면, 西洋醫學으로는 治療하기 어려운 愁訴도 멋지게 고치는 수가 累次있다 이 特徵을 잘 배우지 않으면 안된다,

"方을 擬합"에도 여러가지의 方法이 있으며, 簡單한 것으로 부터 複雜한 것까지 여러가지의 段階가 있다.

取穴法에 對해서 말하면

(1) 어느穴이 어느病에 듣는 (主治) 다는 것을 暗記해 두었다가
  해본다.

例컨대, 氣絶한때에 코밑의 人中穴(督)을 指壓한다. 針을 刺한
다. 或은, 臍에 灸를 한다, 라고 하는것은 옛부터 자주 試圖되어
왔다.

어떤 境遇에는, 이러한 方法으로 잘 듣는 수가 있다. 勿論 듣
고 안듣는것은 境遇에 따라서 다르다.

(2) 中國式取穴에서 特徵的인 것은, 이러한 穴을 "一組"로 해서
  取穴해서 特殊效果를 노리는 수가 많다.

어느經의 原穴과 함께, 그經과 表裏를 이루는 經의 絡穴을 使
用한다. 例컨대 陽池(三焦)에 對해서 心包經의 絡인 內關을 倂用
한다는 것도 그 一例이다.

이와같이 자주 使用되는 穴의 組合에 對해서는, 後章에서 여러
가지의 法式을 述한다.

(3) 患者의 主訴(고쳐받고 싶은 病變)에 對해서 直接 "方을 擬
  하는"것을 標治法이라고 한다. 이것도 重要하며, 그 能不能
  은 術者에 對한 信賴를 左右한다.

한편, 그 主訴를 일으키고있는 原因이 있다. 境遇에 따라서는,
그 原因을 일으키고있는 原因, 例컨대 體質等도 있다.

이러한 本質的인 것을 目標로해서 行하는 治療를 本治法이라고
한다. 本治法的인 "方을 擬하는"것은 보다 高等의 技術이다.

境遇에 따라서는, 如何히 巧妙하게 標治法을 行하고, 本治法을
行해도, 針灸로도 治療안되는 疾病도 있다.

이것을 鑑別하는것도, 針灸診斷學의 하나의 要件이다.

(옛날에는, 東洋醫學의 治療밖에 東洋에는 없었다.

只今은 西洋醫學도 考慮에 넣지않으면 안된다. 只今에는 어떤種類의 疾患은 西洋醫學으로 治療하는편이 잘 낫는다, 例컨대 化膿性疾患, 外科的疾患의 大概. 이境遇, 針灸와 같은 東洋醫學을 擬하여야 하는가, 西洋醫學을 擬하여야 하는가, 勿論, 患者에 잘듣는 治療를 勸해야 할것이다).

그러나, 個個의 患者의 條件, 例컨대, 經濟的事情, 體質, 醫療에 對한 好惡, 醫師에 對한 信賴度等에 依해서, 一般論으로는 處할수 없는 境遇도 있다. 이境遇에는, 于先 患者의 利害得失을 第一로 해서 判斷하고, 助言해주는 것이 醫師의 義務이다.

第 6 章　針灸中 어느便을 選用하는가

個個의 穴에 針을 施할 것인가 灸를 行할 것인가, 針이면 어떤 針을 行하는가, 이것도 本書의 主題는 아니나 總論中에서 조금 觸했다.

자주 慢性病에는 灸가 좋고, 急性病에는 針이 좋다고 하나 반드시 그렇지도 않다.

針中에서도 基本이 되는 毫針은, 手技에 依해서 刺激의 調節이 纖細하게 行해지기 때문에, 于先 毫針의 用法에 熟達하는것이 좋다. 針에 比하면 灸의 편이 若干 劃一的이긴 하나, 한번 取穴해주면 當分間 그穴에는 自宅에서도 施灸할 수 있다. 長期治療를 要 하는 境遇에는 便利할 것이다.

研究者에 따라서는, 灸의 히스타민反應이 治療에 所用된다. 또는 히스트도키신 作用이 所用된다고 생각하고 있는者도 있다.

針이라도 皮膚針, 接觸針, 車針等을 應用하면, 히스타민作用이 일어난다. 針頭에서 뜸쑥을 태우는 灸溫針·電氣針等을 使用하면 히스트도키신도 생길것이라고 推定된다.

이런意味에서, 灸의 作用을 針으로 일으키게 하는것도 不可能하지는 않다.

그러나 深部組織을 特히 直接 刺激하거나, 比較的 疼痛을 느끼게 하지않고, 强刺激도 줄수있는點에서는 針術의 편이 有利하다.

補瀉의 手技를 區分使用한다고 하면, 針은 灸보다 便利하다.

針法의 一手技로서 點狀瀉血·吸角에 依한 瀉血이 있다. 이것도 刺激作用으로서 特別한 效果를 가지고 있다. 一部는 針의 手技로 代用할수 있으나, 毫針에 없는 一種의 效果도 있는듯 하다.

第 7 章 같은穴을 며칠間 使用하는가

이것도 取穴法에 있어서 重要한 하나의 問題이다. 文獻上에서는 定說이 없고, 術者에 依해서 傾向이 다르다. 一括해서는 말하기 어렵다· 그러나

(1) 같은穴을 連用하고 있으면, 처음만치 듣지않게 되어온다고 하는수가 있는것 같다. 때로는, 效果가 비슷한 他穴과 바꾸는 것이 좋다.

中國의 책에는 原穴은 重要한 穴이기 때문에 二日以上 連用해서 傷하지 않게 하는편이 좋다고 씌여있는 책도 있다.

(2) 一般的으로 標治法의 取穴은 그렇게 오래 使用할 必要는 없는데, 本治法의 取穴은 相當히 長期持續해서 效果를 얻는境遇가 있다. 그러나 後者의 境遇에도 「證」이 變하는 수도 있고, 上證의 제끝타는 現象도 있기때문에, 때로 變更을 要하는 수도 있다.

(3) 제끝을 防止하기 爲해서라도, 一群의 穴을 準備해서, 交代로取穴하는 것도 一法이다. 例컨대, 오늘은 腹部의 募穴을 治療하고, 다음의 治療에는 兪穴을 取穴한다고 하는 式으로.

(4) 灸의 境遇는 너무 穴을 바꾸면 灸痕이 많아지기 때문에 싫어하는 患者도 있다.

이 點에서는 針術의 편이 便利하다.

第 8 章　穴의 範圍와 深度

이것도 定說은 없다. 하나의 穴의 周圍에는, 刺激에 對해 비슷한 作用을 일으키는 領域이 있는것은 우리들의 實驗에서는 確實한듯하다. 이러한 融通性과 特殊性은 弁別이 어렵다. 그때문에 取穴法에는 옛부터 相當히 異說이 많다. 例컨대, 腹部의 脾經의 穴은 正中線(任脈)에서 어느程度 떨어져 있는가는 書籍에 따라서 相當히 異說이 있다. 라고 하는것은 腹部의 穴의 融通性에 依하는 것일 것이다. 한편, 어떤患者의 어떤穴에서는 相當히 嚴密하게 取穴않으면 效果가 없는수도 있다.

例컨대 治療後도, 아직 痛症이 남아있다고 하기 때문에 고쳐 取穴하면 낫는다고 하는 現象을 자주 體驗한다.

大概의 敎科書에서는, 穴마다 針몇寸 灸몇壯이라고 쓰여있다. 이것도 大略的인 目標여서, 臨床家는 반드시 拘碍받지 않는다.

이 基準에 따르지 않고, 皮內針으로 듣는수도 있으며, 보다 깊게 刺해서 좋은 수도 있다. 一般的으로는 身體上部, 肢末端은 얕게 刺해서 좋다. 그러나 百會(督)等에는 水平으로 相當히 길게 刺해서 좋다. 特殊刺法으로서는 穴에서 穴로 穿透刺하거나, 例컨대 條口(胃)에서 承山(膀胱)까지 穿透해서 四寸肩의 治療로 하거나, 三焦經等에서 經絡에 沿해서 二三穴을 連해서 地平針을 刺하거나 하는것이 中國의 책에 쓰여있다.

第 1 編 針灸의 臨床法則

第 1 章 刺激效果의 加重

針灸刺激을 겹치는 것에 依해서 刺激效果를 加重시킬수가 있다.

灸라면, 一點에 加한 壯數를 더하는 것은 治療點을 더한것과 비슷한 效果가 있다. 그러나, 壯數로 效果를 더한편이 좋은가, 穴을 더해서 效果를 增加시킨 편이 좋은가는 一括해서 定하기 어렵다.

同樣으로, 뜸쑥의 量을 더해서 效果를 더하는 方法도 있다.

針의 境遇는 ·一定한 穴의 周圍에 세게의 針을 刺하는 方法을 中國에서는 行하고 있다. 이것을 齊刺라고 한다. 또 一定한 穴에 刺針하고, 그 附近, 또는 遠隔部의 同名經上, 또는 連關部位에 刺針하는 것도 자주 行해진다. 後述하는 "近隣取穴" 또는 "循經取穴"도 이러한 意味로 利用된다. 이것은 灸에도 該當된다. 經絡이라는 槪念中에는, 이러한 刺激의 指向性(어느 方向에 作用하는 性質)도 包含되고 있는것을 注意하기 바란다.

中國에 古來로 傳해지고 있는 取穴中에는 一組로 해서 特效가 있다고 하는 處方이 詩賦로 해서 남겨지고 있다. 例컨데, 馬丹陽

의 天星十二穴治病雜歌라든가, 長桑君天星秘訣歌, 百症賦, 席弘賦, 臥岩先生得効應穴針法賦, 八脉交會八穴生治歌 等에 그 實例가 보여진다. 이들은 반드시는 同經上의 二穴을 들고있지는 않으나, 陰陽을 連하고, 上下를 配하고, 任·督脉과 結하고, 或은 絡穴을 利用해서 一穴로 얻을수 없는 效果를 올릴려고 하는 趣旨의 것이다. 硏究하면, 이와같은 取穴處方은 無數하게 있을수 있을것이다. 이것을 잘 利用하면, 效果를 增加시킬수가 있다.

針에서는, 置針(또는 留針)에 依해서 또 效果를 加重시킬수 있다. 皮內針으로서라도 長時間 置針하면 相當한 效果를 올릴수 있다. 名古屋大學生理學敎室 高大健太郎敎授의 壓發汗反射의 硏究에 依하면, 針을 刺하는 것도 壓과 同樣으로 自律神經에 影響하는데, 靜止하고 있으면 效果가 消失하고, 이것을 再次 動搖시키면 效果가 나타난다고 하는것이다. 皮內針도 身體를 움지길때마다 새로운 刺激이 일기때문에 持續刺激이 되는터이다. 이것도 刺激加重의 하나의 方法이다.

中國에서 널리 行해지고 있는 手技는, 不酸化鋼製의 針의 置針이며, 約三十分 患者를 安靜히 한체 針을 刺해둔다. 針數는 日本의 針灸家에 比해서 적은것 같다. 하루에 多數의 患者를 治療하기에는, 이 方法이 便宜할것이다. 術者가 一一히 手技를 行하고 있어서는, 한사람의 患者에 時間이 걸려서 多數人을 取扱하기 어렵다.

針은 빼고나면 機械的刺激은 消失하는 터인데, 刺激에 依한 炎症은 남는터로, 이것이 또 持續刺激이 된다.

이런 意味에서, 置針·灸温針·燔針·電氣針 等은 오히려 灸에
가까운 作用이 있다고 생각된다.

第 2 章 效果의 寬容度

비록 適當한 取穴을 해도, 刺激量이 너무 적어서는 效果는 언
기 어렵다. 또 效果가 持續하기 어렵다. 刺激의 量과 質, 이 兩
者는 不即不離의 것이나, 그 增減을 觀察해가면, 有效量에는 相
當한 幅이 있다는 것을 안다. 여러가지의 針灸家의 治療를 보고
있으면, 刺激量·方法·治療時間等에 相當한 相違가 있는데도 各
其 相當한 成績을 올리고 있다.

라고 하는것은, 治療에 必要한 充分한 量에는 融通性이 있다
고 하는 것이다. 이것을 寬容度라고 한다. 또 生體에 刺激을 規
則바르게 加하는 것에는, 取穴의 如何에 不拘하고, 一種의 轉調
作用이 있고, 生體의 호메오스타시스(全體調和作用)을 刺激해서,
病의 治療를 妨害하고 있는 惡循環을 斷切하게 作動하는 作用이
있다. 이들은, 針灸의 初心者에 있어서는, 크다란 保證을 주는것
이다. 反面, 잘 觀察하면, 針灸刺激에 不充分한 量·適正量·過
度의 三段階가 있는것도 分明하다. 過敏한 患者·衰弱한 患者等,
特히 虛症의 患者에께는 寬容度가 줍기 때문에 刺激量을 適正히
하기어렵다.

初心者가 빠지기쉬운 傾向은, 헛되게 取穴을 많이해서, 공드려
治療할려고 하는것이다. 即 患者의 訴가 많거나, 疼痛이 頑固하
였거나 하면, 그바람에 얹혀서 刺激을 加重하게 하기 쉽다. 治療가

自信이 없기 때문에 외골수가 되며, 또 逆으로 複雜·亂雜하게 되기쉬운수도 있다. 針灸의 修業때문에는, 取穴을 될수있는데로 주려서, 最少限의 刺激으로 治療하는것을 工夫하여야 할 것이다.

中國에 있는 針灸의 大家는, 一回의 治療에 穴은 十箇所로 거의 充分하며, 衰弱한것, 初診時 等에는 다시더 줄린편이 좋다고 勸하고 있다. 中國과 日本에서는 여러가지로 事情이 다르기 때문에 이것은 困難할지도 모른다. 그러하지만 治療가 된다고 하는點을 銘記해 두어야 한다. 刺激效果의 加重만이 治療效果의 加重이 된다는 터가 아니라는 것을 잊어서는 안된다. 針灸術은 槪略해서 副作用이 적은 治療法이며, 刺激過度에 依한 反應도 없는것도 아니다.

第 3 章 拮抗과 干涉

穴과 穴의 사이에 效果의 加重이 있는것을 前項에서 指細했는데, 逆으로 拮抗作用이 있는 境遇도 있다. 生體에는, 上下·左右·內外·腹背·表裏·各臟器間에, 여러가지의 拮抗關係가 있다. 例를 들면, 壓痛點(深部感覺의 過敏狀態)의 表面의 皮膚는 도리어 知覺麻痺를 示하고 있는 수가 있다. 이것은 赤羽氏의 知熱感度測定法으로 調査하면 안다. 흔히 患者가 病이 있는곳은 灸가 뜨겁지않다고 하는것으로도 想像할수있다. 이 知覺麻痺는 器質的인 것이 아니고 機能的인 것이다. 西洋醫學에서는 헷드의 過敏帶라는 것을 말한다. 獨逸에서는 HAZ, 卽 痛覺過敏帶라는 말로 헷드氏帶를 表現하고있는 學者가 있는데, 이것은 하나를 알고서 둘을 모르는 者이다. 病이 內部에 일어나서, 어느程度을 지나면, 體表에서는 過敏狀態로 부터 逆으로 知覺低下狀態로 移行하는 것이다. 筋肉도 過緊張으로부터 低緊張이 된다. 그 移行狀態는 各層마다 다르며, 筋肉은 아직 過緊張이어서, 深部感覺은 過敏한데도 表皮에서는 벌써 이미 知覺低下의 時期가 되어있어서 "灸를 하여도 뜨겁지 않다"고 하는 일도 일어나는 것이다. 이 事實은 一般的으로 注意되고 있지않은것 같다. 取穴에 當面해서 考慮하여야 할것은, 痛變이 한쪽에 있어서 持續하는 境遇, 처음에 있었든 壓痛點・硬結等은 어느時間後에 消失하고, 代償性으로 反對側에 壓痛・硬結・自發痛等이 나타나는 수가 累次있다. 例컨대 한쪽의 肺에 結核性空洞이 있을때, "肋間神經痛"은 도리어 健康한 側에 나타난다는 事實이 있다.

이 境遇, 元來 壓痛點이 있었든 場所는 一見 變化가 없는듯이 보이나, 거기는 治療點으로서 重要한 穴이 潛在하고 있다. 이러한 潛在性反應點, 潛伏性治療點은 注意해서 찾지않으면 빠트리기 쉽다.

또, 赤羽幸兵衛氏가 國際針灸治療學會에서 供覽했듯이, 한쪽발에 打撲傷을 받아서 疼痛때문에 절룩거리는 개의 反對側에 그가 말하는 瀉法針을 加하면, 痛症이 直時 輕快하는 事實이 있다. 四肢軀間의 한쪽의 疼痛은 他側의 刺激으로 干涉된다고 하는 臨床的 法則이다.

이것은 取穴에 있어서 크게 考慮할 價値가 있다.

이 境遇 兩側取穴을 하는것은 無用이며, 逆으로 效果를 減殺한다.

이 拮抗性은 左右뿐만 아니라 上下에도 應用된다. 項部의 筋痛으로 頸部의 運動制限이 있는 患者에게 局所治療를 施術해보면 確實히 效果는 있다. 次回에는 局所治療를 않고, 下肢의 治療, 例컨데 委中瀉血, 또는 膀胱經의 灸治를 해보면 著明하게 疼痛이 輕快하는 事實이 있다.

內臟痛을 體表刺激으로 治療할려고 하는 針灸自身이 內와 外의 拮抗性을 利用하고 있다고 말할수 있을것이다. 瀧野憲照博士는, 喘息의 治療에 皮膚刺激을 加하면 迷走神經緊張이 皮膚에 옮겨져서 喘息을 輕快시킨다고 하는 理論에서 아스트레메진療法을 提唱했다. 針灸도 이러한 見地에서 보면 同樣의 療法이라고 할수있다.

이러한 拮抗性中에서, 西洋醫學의 눈으로 보면 믿을수 없을듯한 것이 있다. 그것은 陰陽의 拮抗性, 各臟器의 拮抗性이다. 前述한 上下도 陰陽의 하나의 카테고리 이지만, 그밖에 身體의 背側을 달리는 陽經과 腹側을 달리는 陰經, 背와 腹等의 拮抗性도 取穴때에 考慮한다. 肺經의 病을 大腸經으로 治療한다. 肺經의 原穴과 大腸經의 絡穴과를 組合해서 取穴한다. 腹部의 疼痛을 背部의 穴로, 逆으로 腰痛을 腹部의 取穴 또는 人中(任)刺激으로 治療한다고 하는것은 흔히 하는 方法이다. 또 "肝이 實"했기 때문에 "脾가 虛"했다고 하는 見地에서 "脾"의 病을 "肝"에 關係가 있는 穴로 治療하는수도 있다. 이것도 拮抗性을 利用한 方法이다.

그러나, 이러한 取穴法은 高等戰術이어서, 針灸家라도, 거기까지 工夫하고 있지않은 사람도 많다.

> 註 : 蛇足을 겯드리는 것 같으나, 中國醫學에서 肺라든가 肝이라든가 腎이라고 하는 境遇, 現代醫學의 肺臟·肝臟·腎臟과는 다른 意味로 使用되고 있다. 直時 이것을 現代流로 解하는 것은 잘못이다. 어느 大學에서 針灸家에게 治療를 擔當시켰던바, 患者에 對하여, 當身은 肝臟이 나쁘다 腎臟이 나쁘다 하고 告하였기 때문에 擔當醫師로부터 "저러한 엉터리를 말해 주어서는 困難하다"라는 苦言이 나왔다고 한다.
>
>   다른 槪念에 同一文字가 使用되고 있기 때문에, 誤解를 낳는 境遇가 적지않다.

이 拮抗性을 利用하는 境遇에, 素問의 繆刺篇에 쓰여있듯이, "病이 左에 있으면 左를 刺하라. 낫지않으면 左는 右를, 右는 左를……"라는 式으로 試行錯誤法的으로 하는 수가 많다.

목이 아프면 于先 목의 局所治療를 하고, 效果가 充分하지 않으면, 下肢의 取穴도 加한다는 것은 常識이다. 그러나, 局部治療와 拮抗治療와를 倂用하면, 拮抗治療의 效果가 減弱되는 境遇가 確實히 있다. 이 境遇에는 큰마음 먹고 拮抗治療에 重點을 두어서, 한편을 省略하는 硏究도 必要하다. 例컨데 左의 肩胛關節周圍炎으로, 數日間 病側만을 治療를 받고 있는 患者가 있다. 처음에는 效果가 올라가고 있는듯 하였으나, 조금만 더라는 곳에서 痛症이 消失하지 않는다. 이러한 때에는 큰마음 먹고 患側의 治療를 中止하고 健側에 만이 取穴하면 좋다.

中國에서는, 後述하듯이 上肢에 偏側痛이 있는 境遇에, 上肢에서는 偏側(患側 또는 健側)만을 治療하고, 下肢에서는 兩側에 取

穴하는 方法이 行해지고 있다. 이것을 上截下擔이라 부르고, 逆의 境遇를 下截上擔이라 한다. 이것도 理致가 있는 일이다.

例컨데, 한쪽의 星狀神經불럭을 行해서 指의 通電抵抗을 調査해보면, 그 한쪽은 交感神經抑制에 依한 通電量의 低下가 보여지는데, 反對側의 指에는 影響이 미치지 않는다. 그러나 下肢는 兩側다같이 逆의 效果, 即 通電量의 增加가 보여진다. 이 實驗에서 推定하면, 一肢와 反對側은 拮抗性이 있고, 上肢의 一側과 下肢의 兩側도 拮抗性이 있는것이 推定된다. 또한 拮抗性에 對해서, 臨床的으로 두가지 點을 指摘해 두고싶다.

하나는, 拮抗性이 있는 二個所, 또는 두개의 穴을 同時에 治療할 必要는 없다. 一側을 刺激하면 足하는 수가 많다. 萬若 그 双方을 刺激할것 같으면 刺激의 質을 考慮하여야 할것이다. 이에 對해서는 後章에서 다시 觸하기로 하자.

第二에, 이것은 重要한 것인데, 中國針灸術에서 取扱하는 拮抗性은, 大槪 同時에 同調性을 同伴한다. 例컨데, 手의 太陽小腸經과 足의 太陽膀胱經과는 上下라는 點에서는 拮抗系이며, 三陰三陽區分으로 말하면 同一系이다. 이것을 拮抗系로서 使用하는가, 同調系로서 使用하는가는, 그때의 狀況如何이다.

拮抗系로서 利用한다고 하는것은, 거기에 어떤 傾斜가 있다고할 때 이다. 例컨데, 머리는 上氣하고 下肢가 冷한다고 하는 境遇에 膀胱經의 上下에 取穴한다. 膀胱經과 小腸經에 取穴한다. 膀胱經과 腎經의 表裏關係를 利用해서 取穴하는 等等 여러가지의 組合이 생긴다.

그 어느것이 第一 좋은가는, 미리 斷定하기 어려우나, 經驗에 依해서 大略의 豫見이 선다. 例컨데, 實性의 사람이면

1) 肩胛部에서 瀉血한다.

2) 風府·風池·風門 等에 瀉法을 行한다.

3) 起立시켜서 委中에서 刺絡한다.

兒童이면

4) 눕혀두고 井穴의 點狀瀉血을 行한다.

虛性의 사람이면

5) 于先 腎經, 或은 下腿의 陰經全體를 補하고, 곁드러 下腹部의 主要穴에 補法을 行하고, 그리고서 上半身의 陽經을 瀉한다.

6) 二種의 金屬의 針을 使用해서 奇經治療를 行한다.

라고하는 取穴法이 있다. 바보의 외골수는 記憶하여 있지 못하도록, 患者의 條件을 考慮해서, 適當한 取穴이 自由自在로 行해지도록 修練함이 좋다.

위에 述한것은, 一言으로 말하면, 鍼灸治療는 刺激인 同時에, 어떤 意味로서는 拮抗性을 利用해서 干涉 또는 抑制作用을 일으킬 수 있다고 하는 것이다. 이것도 鍼灸效果의 重要한 하나의 要件이다. 打膿灸를 하는데에, 麻醉를 걸어서 行하여도 火傷毒은 생긴다. 萬若 灸가 흔히 말해지듯이 火傷毒의 治療뿐이라면 效果는 같을터인데, 그렇게는 되지않는다. 一部에 加해진 痛烈한 刺激은 腦下垂體一副腎系를 刺激하는 作用이 있음과 同時에, 또 어떤 條件下에서는 파브로우가 생각했듯이, 大腦를 介해서 他의 部分에 抑制를 招來하는것은 事實인듯하다. 그러므로, 神經痛의 境遇 가

장 過敏한 點을 一點 取穴해서, 多壯灸를 한다고하는 方法을 勸獎하고있는 者도 있다.

小兒의 過敏症에 小兒針이 널리 使用되고 있는데, 小兒가 울기때문이라 하여 睡眠中에는 이것을 行하여도 效果가 없다고 한다. 睡眠은 파브로우學說에 依하면, 大腦皮質이 制止된 狀態이라는 것을 생각하면, 이 事實은 當然할 것이다.

여기에서 또하나 言及해두지 않으면 안되는것은 心理的肉體的 條件도 또 針灸의 效果에 干涉하는 事實이다. 古典에는, 針灸는 精神이 安定했을때에 行하여야 할것이며, 疲勞時, 天變地變으로 마음이 動搖하고 있을때, 飮酒後, 怒했을時等에 針을 刺하지않고 또 刺한 後에도, 이와같은 일을 삼가야한다고 쓰여있다. 이러한 異常時에는 普通 보여지는 效果가 얻을수없다. 干涉이나 制止를 받아서 異常反應을 招來케하는 憂慮가 있기때문이다. 臨床家로서 가장 困難한것은, 針灸의 效果에 疑念을 가지고있는 患者나 針灸를 畏懼하고 있는 患者의 治療를 依賴받았을 境遇이다.

或은 大端히 神經質이어서 內部感覺이 異常하게 날카로운 사람도 取扱하기 어렵다. 極히 少量의 刺激을 加했는데도, 治療後 도리어 惡化했다는 等 말하는 것은 이와같은 患者이다.

이와같은 患者에게는, 治療前에 잘說得하고, 危險이 없는것, 아프게는 안하는것, 잘 듣는것, 싫어지면 그렇게 말하면 곧 治療를 中止할 用意가 있다는것, 一時 反應이 있어도 걱정은 없다는 것을 說明하고, 亂暴한 取扱을 않겠금 注意한다. 灸라면 참지만 針은 싫다. 針은 좋으나 灸는 싫다고 하는 患者에게는 無理하게

-- 34 --

強行하지말고, 希望대로 해준다.

相互의 理解·信賴가 생기기 때문에 차츰 術者가 좋다고 생각하는 治療로 나아가는 것이 親切이라는 것이다.

書籍에 依하면, 治療는 原則으로 頭에서 下로 治療하라든가, 男子는 左로부터 女子는 右로 부터 하라든가 쓰여 있는데, 때로는 腹臥位로, 操作이 보이지 않는 部位에서 取穴해서, 이느 程度의 것이면 참을수 있다고 하는 安心感을 주는 것으로 부터 시작하는 것도 必要하다. 初診의 患者에 粗暴한 强刺激을 주거나, 用具·操作·診察台·診察室等으로 不潔한 느낌을 이르키게 하는것도, 精神的으로 效果를 減殺시키는 原因이 될수있다.

第 4 章 補瀉의 法則

針灸도, 이것을 刺激療法※ 이라고 생각할것 같으면, 症狀이나 疾患을 고치는데에 第一 適當한 刺激을 주는데는 어떻게 하는 것이 좋은가라는 것이 問題로 된다.

> ※ 刺激療法에 該當하는 獨逸語 Reiztherapie 라는 말을 굳트만의 醫學辭典에서 찾으면 "異種蛋白療法"의 意味라고 쓰여있다. 皮膚에 여러가지의 刺激을 주는 治療法은, 그中에 針灸도 當然 包含되는데, 物理療法이라든가 理學的療法이라고 總稱하든가, 或은 反射療法等으로 부르고 있다. 誤解를 避하기爲해, 體表刺激療法이라든가 皮膚刺激療法이라든가 부르면 좋으나, 여기서는 그러한 意味로 刺激療法이라고 한다고 생각해주기 바란다.

實際로 針灸, 特히 針術을 해보면, 外見上으로 同程度의 刺戟을 주어도, 그方法으로 效果가 左右되는 것을 알수있다.

例컨데, 膀胱經의 下肢의 部分에 壓痛이 있는 境遇, 背部의 膀胱經에 車針으로, 한쪽은 上에서 下로, 他側은 下에서 上으로, 一定回數 擦過刺激을 준다. 局所에 發赤을 生하는 程度는 거의 同等하다. 그러나, 下肢의 壓痛點은 分明히 下行刺激의 쪽이 輕快하고있는 現象을 認知하였다.

다른 一例를 들어보자. 脉狀이 腎虛, 即 左橈骨動脉尺部(第三部位)에서 脉을 弱하게 觸한 境遇, 腹部인 臍의 周圍의 穴, 水分(任)肓兪(腎)等에 壓痛이 있는 수가 있다. 한쪽의 下肢에서, 復溜(腎)를 取穴해서 補의 手技를 行하고, 他方의 復溜(腎)에서는 瀉의 手技를 行한다. 機械的刺激이라는 點에서는 거의 같은 刺激이면서도, 補한 側의 肓兪의 壓痛이 輕快하고, 瀉한 편은 無效인 實例를 認知한다. 勿論 肓兪의 壓痛을 消去하는데에 必要한 刺激方法은, 後述하듯이 여러가지 있으나, 적어도 거의 同一條件으로 준 刺激이라도, 그 質的인 相異는 效果를 左右한다고 할수가 있다. 刺激의 量과 質은 密接不可分인데, 그 質이란 點을 考慮해서 刺激量이라고 만이 하지않고, 補瀉라는 區別을 하는 것이다.
書籍에는, 補瀉를 明快하게 對立해서 記載하고 있다.

一例를 들면, 針의 補瀉에 對해서, 中國衛生部中醫硏究院編 針灸學簡編에는, 다음과 같이 쓰여있다.

(1) 呼吸의 補瀉

患者가 숨을 다 吐했을때에 針을 刺하고, 氣를 得해서 (針에 反應이 있어서) 患者가 숨을 다 들어마셨을때에 針을 뺀다. 이것이 補이다'

逆으로 患者가 숨을 들어마셨을때 刺하고, 氣를 得하고서, 患者가 吐하는 숨이 다했을때 針을 빼낸다. 이것이 瀉이다.

(2) 迎隨의 補瀉

補法은 經絡의 循行의 方向에 따라서 針尖을 刺한다. 瀉法은 針尖을 循行에 逆해서 刺한다.

(3) 提挿의 補瀉

補法은 于先 針을 天部(表層)에 速히 刺入하고, 氣을 得한 後, 同一方向으로 九回 捻轉하고, 이어서 同樣으로 人部(中層) 地部(深部)로 次例로 刺入해서 九回 捻轉하고서 再次 天部로 빼올려, 所謂 三進一退의 手技를 마친다. 要컨대 같은手技를 같은 穴에서 再次 行하여도 좋다. 最後로 天部에서 拔去한다.

瀉法은 이에 反해서, 于先 地部에 針을 넣고, 針을 同一方向으로 六回 돌리고, 人部에 빼내고 天部에 빼내어, 各六回式 捻轉한다. 暫時 天部에 留한다. 第二回째에 같은 操作을 하여도 좋다. 이것에 依해서 三進一退의 手技를 마친다.

(4) 開闔의 補瀉

補法은 천천히 針을 빼고, 곧 뺀穴을 덮고 氣를 새지않게 한다.

瀉法은 逆으로 針을 뺀뒤 곧 문지르지 않는다. 또는 全然 문지르지않고 氣를 散한다.

이들을 混合한 技法이 「燒山火」=補와 「透天涼」=瀉이다.

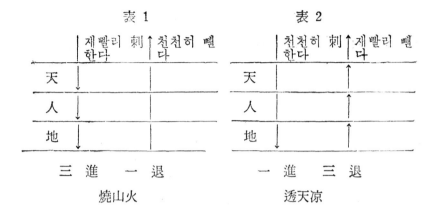

表 1		
	재빨리 刺 한다	천천히 뺀다
天	↓	
人	↓	
地	↓	

三 進 一 退

燒山火

表 2		
	천천히 刺 한다	재빨리 뺀다
天		↑
人		↑
地	↓	↑

一 進 三 退

透天凉

燒山火는 補法의 一種이며, 內經에서 시작한 것이다. 寒症의 治療에 使用한다. 이 方法을 잘하면 穴의 附近 또는 全身에 熱을 느끼기때문에 이 이름이 있다.

于先 코로 숨을 마시게 하고, 입으로 五回를 吐하게한다. 左手로 穴을 꽉 누르고, 吐하는 숨과 함께 急히 天部(淺層)에 針을 進한다. 거기서 反應이 있으면, 同一方向으로 三回에서 九回 針을 捻轉한다. 이와같이 해서 順次로 人部(中層)에서 地部(深層)에로 三進한다. 各部에서 氣를 得한 後 (反應을 觸하고서) 針을 捻轉한다. 三進을 마치면 천천히 逆으로 天部에 針을 빼올려서, 若干 멈추고, 患者가 숨을 들어쉬었을때 천천히 針을 빼내고, 곧 그 穴을 손가락으로 덮고, 氣를 새지않게 한다.

透天凉은 瀉法이며 熱症에 使用하고, 잘하면 시원한 느낌을 穴의 部分이나 全身에 生한다. 그 技法은 : 입으로 숨을 一回 들어쉬게 하고, 코로부터 五回에 걸쳐서 吐하게 한다. 呼氣에 따라서 針을 천천히 地部에 進한다.

反應이 있으면 針을 同一方向으로 六回 廻轉한다. 그리고서 針을 人部로 빼고, 천천히 刺하고 急히 빼기 三回, 天部까지 빼고서 若干 멈추고, 患者가 숨을 吐했을때 急히 針을 빼내고. 그자리를 문지르지 않는다.

審陽市의 中醫硏究所에서 學生을 對象으로 해서 刺針部位의 電位를 測定한 報告가 있는데, 燒山火를 行한 組는 下降하는 傾向이 보이고, 透天凉을 行한 組는 上昇을 主로 했다고 한다.

우리들의 觀察에서는, 脉象이 虛한 經의 腹部壓痛點이 兩側에 있는 境遇, 例컨데 腎虛에 對해 肓兪, 肝虛에 對해 期門, 脾虛에 對해 章門等이, 下肢의 母穴에 燒山火와 透天凉의 手技를 左右別度로 行해보면, 燒山火側의 壓痛만이 消失하는 事實을 認知했다. 이 境遇, 西洋醫學的인 意味에서의 刺激量은 左右 거의 같기 때문에 刺激의 質이 作用을 左右한다고 생각해서 좋을것이다. 針과 같은 點狀刺激의 境遇에는 이와같은 刺激의 質을 加減한다는 것은 重要한 要件일 것이다. 刺激量만을 생각하는 針術은 針術의 一部밖에 모른다고 해도 過言은 안일것이다.

中國에서는 이와같이 微로 들어가고 細에 걸쳐서, 補瀉를 規定하고 있다. 그 中國針術을 輸入해서 獨自의 發達을 했다고 自負하는 日本에서, 이 補瀉라는 것을, 一般의 針灸家가 어떻게 評價하고 있는가, 앙케이트를 取해서 調査한 일이있다. 276名의 回答者의 答으로서는

(1) 經絡은 있다고 생각하는가.

　　있다고 確信한다　　185　67%

있을지도 모른다   73   26%

(2) 每日의 臨床에 經絡治療를 主로 한다.   110   43%

때로 利用하나 不可缺이라고는 생각하지 않는다. 132 47%

(3) 脉診은 依據가 되는가

依據가 된다.   173 62.6%

(4) 虛實을 補瀉하는 것을

重要하다고 생각한다.   209 75.7%

모르겠다.   23   8.3%

無視하고 治療한다.   32 11.6%

라고 되어있다. 이 數字를 보면, 日本의 針灸家는 相當히 純中國
式針灸術을 信用않는者가 많은것 같다.

純中國式針術을   輸入했다고   하는   佛蘭西의 針術家는,   補를
tonification, (直譯하면 緊張시킨다).   瀉를dispersion   (直譯하면
放散시킨다)라고 부르고, 經絡을 補瀉시키는데는,   經絡上의 "補
穴"(五行穴의 中의 母穴)에 金針을 刺해서 補로 하고, "瀉穴"(五
行穴中 子穴)에 銀針을 刺하는 것을 瀉로 하고있다.   佛蘭西에서
使用하는 針은 一般的으로 굵고 짧으며,   日本의 毫針과 같이 자
세한 手技를 行하는데에 適當하지 않다.   그 때문인지 手技의 補
瀉보다, 取穴및 針의 金屬의 相違에 重點을 두는것일 것이다.

補瀉를 考慮에 넣지않더라도,   적어도 針術에서 規定한것 같은
補瀉의 手技를 行하지   않더라도 針灸는   刺激療法으로서 效果를
올릴수 있을것이다.

例컨데, 灸를 한다고 하는 境遇에, 呼吸과 無關係이고, 깊이는

加減할수 없으며, 자리를 덮고 안덮고는 問題가 되지않으며, 毫針의 補瀉의 條件은 이것에 該當시킬수는 없다. 石坂療哲가 말하듯이, 病을 治療하는 境遇, 毫針만으로는 不足하기때문에야 말로 先人은 九針을 두었다는 것이다. 넓게 말하면 針灸術의 各種의 變法은 必要가 있어서 發明된것이다 라고 할수있다. 그 境遇, 針의 代身에 灸를 한다고 하는것은, 刺激量의 變化뿐만 아니라, 어느 程度 異質의 刺激으로도 된다. 때문에 補의 手技로 針을 一點에 刺한다고 하는것은 灸로 換算해서 뜸쑥을 몇개 태우는것이 된다고 하는 計算은 할수없다. 共通部分도 있고 다른部分도 있기때문이다.

이렇게 말하고 말면, 補瀉를 無視한다고 하는 針灸家가, 治療家로서 全혀 無能力이라고는 할수없다. 그러나, 적어도 針術에서 가장 滋味있는 것은 毫針의 用法이며, 毫針의 用法에서 가장 滋味있는것은 補瀉의 區別使用이다.

이야기는 달라지나 刺激量이라는 것을 一般的으로 機械的으로 대충 생각하는 通弊가 있다. 어느大學의 敎授가 뜸쑥이 탈때의 熱量을 計算해서, 그것과 같은 熱量을 주는 超短波治療器를 設計한 일이 있다. 實際 使用해보니 灸와는 全然 다른 感覺밖에 줄수 없다. 또 뜸쑥의 溫度를 測定하고, 이것과 같은 溫度로 熱한 金屬棒으로 皮膚를 데워주는 裝置를 硏究한 사람도 있다.

灸와 같을 理致인데 灸는 氣分이 좋은 熱度이고, 이 代用灸는 뜨끔한 느낌이며, 全然 다른 感覺을 준다. 이 種類의 硏究로 내가 아는限에서는 가장 灸의 感覺에 가까운 效果를 再現한것은 堀

越清三氏의 電灸器(東京·澁谷區 幡ヶ谷 三工社製)였다. 이것은 灼燒한 필라멘트를 皮膚에서 適當한 距離에 두고, 차츰 溫度가 높아져서 一定溫度에 到達한다. 即 灸의 感覺은, 熱量·溫度만으로 規定할 수 없는것 같다.

그 溫度의 上昇程度도 重要하다. 그 持續時間도 重要하다. 或은, 어떤사람이 主張하는것 같이 艾葉의 藥理作用도 重要할런지도 모른다. 이 刺激에 關해서는, 이러한 微細한 相異를 無視하는 것은 粗雜하다.

나는 中國에서 按摩를 받아보았다. 中國의 按摩師는 손가락을 穴에 대고, 極히 微細한 震動을 손가락으로 준다. 이것이 大端히 氣分좋아, 施術後는 자부럼이 오는 程度이다. 그리고서 이 種類의 震動을 어떻게해서 再現할수 없는가 하고 市販의 電氣按摩器를 强하게 하다가, 弱하게 하다가, 여러가지로 硏究해 보았으나, 아무리해도 손가락의 震動과 닮은 느낌이 이러나지가 않았다.

이와같이, 刺激과 그效果라는 것이되며, 뜻밖에 데리케이트한 因子가 大端히 重要하다. Oui benedistinguit, bene docet.《잘 弁別하는 者 잘 가르친다》라는 말이 있는데, 한개의 針이 이 微細한 相違를 感知못할것 같으면, 잘 針을 使用하는 者라고는 할수 없다.

처음으로 針을 배우는 者는, 補瀉의 手技를 너무 繁雜 또한 판배기여서 엉터리같다. 참말로 이것이 책에 쓰여있는 것 같은 特別效果를 주는것인가 하고 疑心스러워 지는지도 모른다.

그러나 術에 關한 作法이라는 것은, 무엇인가 意味가 있어서

設定된 것이기 때문에, 一應 作法대로 習得한편이 좋다. 疑心하는것은 그뒤부터라도 좋다. 作法의 背後에 있는 原理를 會得하는데는 于先 行動으로 試하는 外에 別道理없다.

노바트·위나는 사이바네딕스를 定義해서 다음과 같이 말했다.

「우리들의 狀況에 關한 두가지의 變量이 있는것으로 하고, 그 한편은 우리들에게는 制御할수 없는것, 다른 한편은 調節할수 있는것이라고 한다. 그때 制御할수없는 變量의 過去로 부터 現在에 이르기까지의 値에 依據해서, 調節할수 있는 變量의 値를 適當하게 定하고, 우리들에게 가장 알맞는 狀況을 招來하고싶다고 하는 希望을 갖일수 있다. 그것을 達成하는 方法이 사이바네딕스 그것인것 같다. 云云」

이 定義로 부터 말하면, 針灸는 바로 사이바네딕스的 治療이다 針灸를 하여도 細菌을 죽이는 터도 아니고, 榮養을 補給할수 있는것도 아니다. 그러한 우리들이 制御할수 없는 變量에서 어떠한 情報를 얻어서, 우리들에게 許容된 方法을 使用해서 制御할수 있는 變量에 作動하는 것이다. 그에 依해서, 妨害되고 있는 自然治療를 促進하고, 衰한 機能을 鼓舞하는 것이 刺激療法의 目的이다 말을 바꾸어서 말하면, 針灸는 어떤 條件下의 治療이다. 그리고 도 外表에서 比較的 少量의 에네르기를 가지고 하는 治療이다. 그런만큼 刺激의 質의 問題는 量의 問題와 마찬가지로 重要하다.

어떤 硏究者는 背部의 胃兪에 刺針하고 X線으로 檢査해보니, 胃의 活動이 亢進했다고 報告했다. 그러면 胃兪는 "胃의 收縮을

-- 43 --

促進하는 穴"이라고 規定하는것은 올바른 것일까. 우리들은, 患者의 胃의 迷走神經緊張을 胃兪로 制御할수 있다고 하는 逆의 經驗을 가지고 있다.

또 어떤 針灸家는 足의 三里를 "刺激"하면 胃酸分泌를 促進하기 때문에, 胃酸過多症에 三里를 取穴않은편이 좋다고 한다. 그것은 刺激의 方法에 依해서 다르기 때문에 穴의 特性은 아니다.

(1) 針灸治療의 水準의 刺激量에서는, 一般的으로 微量의 刺激, 量의 增減, 刺激의 質의 變化가 效果를 左右하는 可能性이 있다.

(2) 補瀉는 手技의 問題이기도 하고, 取穴의 問題이기도 하다. 異質의 刺激에는, 다른 補瀉의 法則이 있어도 異常하지는 않다.

(3) 補瀉를 規定하는 것은 쉽다. 그러나, 참으로 「補瀉」라고 하는 效果가 이러나고 있는가를 弁別하는 것은 어렵다.

補해서 不充分하면 다시 補하라 든가, 毫針의 補瀉로 不充分하면 다른方法, 例컨데 瀉血, 藥治의 瀉를 생각하라고 할 程度이다.

規定된 手技대로 했읍니다 라고 하는것 만으로는 充分하지 않다. 참으로 所期의 反應이 이러났는가 어떤가, 確認하고 加減할 必要가 있다.

(4) 補瀉는 比較的인 槪念이며, 보다 補的인 方法도 있고 보다 적게 補的인 方法도 있다. 그 極端한 境遇는 明瞭하지만, 中間的인 手技는 補瀉가 判然하지 않다.

(5) 補의 手技이건, 瀉의 手技이건, 兩者에 共通하는 部分(刺激

效果 或은 一般的効果)은 반드시 있다. 이 部分만을 依據로 針灸治療를 하고있는 者에게는 補瀉의 効用이 理解안된다. 또 必要하지도 않다.

(6) 補瀉의 對象이 되는것은, 生體全體의 正常面으로 부터의 偏差만이 아니고, 各經絡內의 偏差도 있다. 虛한 經에도 實한 穴이 있다.

(7) 補瀉의 効果를 콘트롤 하는 檢査方法은, 脉診뿐만이 아니다 여러가지의 檢査方法이 있으면 좋다. 事物은 多方面에서 볼수록 立體的으로 보이는 것이다.

(8) 내가 硏究한 腹診에 依한 壓痛點 消去法으로 觀察하면, 같은 補法이라도, 手技를 主로 하는것, 取穴法을 主로 하는 것, 金屬의 性質을 利用하는것, 五行說에 依한 處方을 主로 하는것, 三陰三陽을 目標로 하는것等, 많은 可能性이 있다.

(9) 補瀉法의 適應症(中醫學院編針灸學刺灸法으로부터)

補法은, 虛, 寒에 屬하는 病症, 例컨데 四肢의 麻痺疼痛, 半身不隨, 受寒吐瀉, 尿頻數, 遺尿, 陽萎等에 適用한다.

瀉法은 實, 熱에 屬하는 病症, 例컨데 關節腫脹疼痛, 中風, 熱痢, 兩眼紅腫, 咽喉腫痛, 大便不利等에 適用한다.

(10) 補瀉法을 掌握하는 要點(中醫學院編, 針灸刺灸法으로 부터)

1. 穴位 : 補瀉法을 運用할때, 于先 그 穴位에 어떠한 特長이 있는가를 考慮한다. 몇層인가로 나누는 補瀉法은 筋肉이 豊富한, 若干 깊은 穴位을 使用하고, 層을 나누지 않는 補瀉法은 普通 4分以上의 穴位에 使用한다. 얕은穴位(頭部 顔面의 穴位等)에는

가벼운 提挿捻轉等의 法만 使用할수있다. 五官, 內臟이나 血管에 近接한 穴位는 損傷을 이르키지 않기 爲해, 補瀉法을 反復運用않는다. 깊은 穴位나 關節間의 穴位(腰腎部와 四肢關節)에 補瀉法을 運用할때, 筋肉의 收縮이라든지 關節의 移動에 依한 滯針이나 彎針의 事故를 이르키지 않겠금 한다.

2. 得氣 : 여지껏 再三 得氣를 두르는 補瀉法에 對해서 述했는데, 得氣않은 狀況에서 補瀉法을 施하여도, 如干해서 效果가 얻여지지 않기때문에, 治療할때 比較的 得氣하기 쉽고, 또한 補瀉法을 行하기쉬운 穴位을 選擇하는것이 좋다. 例컨데, 風池, 腎兪 大腸兪, 秩邊, 環跳, 陽陵泉, 血海, 關元, 曲池, 合谷, 內關, 大椎等.

3. 體質 : 補瀉法을 施할때, 患者의 敏感度와 忍耐力에 注意할 必要가 있다. 體質虛弱한 患者에게는 補瀉法을 反復안함이 좋고, 體質이 若干 强한 患者라도 過深, 過重의 刺針을 해서, 不快感을 生하지 않게한다.

4. 層別 : 補法은 먼저 얕게 뒤에 깊게, 瀉法은 먼저 깊게 뒤에 얕게, 手法 運用때 深淺의 層을 반드시 區分할 必要가 있다. 層을 나누는가 나누지 않는가는 深淺의 必要에 應한다. 提挿, 捻轉 手法을 反復할때, 같은 深度를 把握하고, 1回는 깊게 刺하고, 次回는 얕게 刺해서는 안된다.

5. 輕重 : 補法은 重挿輕提, 瀉法은 重提輕挿이며, 그 1進 1退 1提 1挿이 平均한 힘으로, 리듬을 가지고 行하지않으면 안된다. 어느때는 빠르고, 어느때는 늦다든가, 이쪽은 指力이 무겁고, 저

쪽은 가볍고 하여서는 안된다. 그것과는 달리, 補法과 瀉法을 比較해서 말하면, 補法의 刺針은 若干 强하고, 感應을 若干 무겁게 하면 温熱感이 나기쉽고, 瀉法의 刺針은 若干 弱하고, 感應을 가볍게 하면 寒冷感이 나기쉽다. 重揷輕提와 重提輕揷을 同時에 驅使할때는, 刺針의 指力의 强弱에도 注意하지 않으면 안된다.

몬테뉴가 말했듯이 「사람은 가끔 다른 方法으로 同一의 結果에 到達한다」는 것이다.

補瀉라는 것은 元來 虛實이라고 하는 價値判斷에 相應하는 것이다. 中國의 敎科書에는, 虛實뿐만 아니라, 「八綱의 運用」이라고 하는것을 說하고 있다. 이것은 病狀을 陰陽・表裏・寒熱・虛實로 分類해서 手技를 손짐작 하는것이다. 前記 針灸學簡篇의 分類에 依하면, 그 手技는 다음과 같다.

事象을 二元的으로 對立的으로 보는것은 中國의 思考方式인 하나의 特徵이다. 그러나, 이것으로 보면 모처럼 八綱을 나누어도, 陽과 表는 같은 手技, 陰과 裏도 같은 手技이다. 이래서는 여덟가지의 카테고리로 分類한다고 하는것도 形式的이다. 實은 이와 같은 二元的인 對立은 多數있다. 그 하나하나에 對해서 治療에 考慮하여야할 點이 있는것은 勿論이다.

刺法 / 症	淺刺	深刺	急出	久留	補	瀉
陽	+		+			
陰		+		+		
表					-	
裏		+				
熱	+		+			
寒		+		+		
虛					+	
實						+

男	女
過敏症	鈍感症
貴	賤
榮養過剩	榮養不良
老年	弱年
器質的疾患	機能的疾患
急性病	慢性病
多血質	貧血質
交感神經緊張	副交感神經緊張
上氣性	冷性
高血壓症	低血壓症
基礎代謝亢進	基礎代謝低下

例言

이것을 虛實이라는 分類로 一律的으로 規定할수는 없다. 또, 男과 女는 陰陽은 對立이라고 分類하여도, 脉診의 境遇 全然 逆이라고 할수있는가 어떤가. 貴人에는 弱刺激, 賤人에는 强刺激이라고 말해도 대충의 이야기이고 例外는 많이 있다.

「人間全體를 論함은 쉽고, 人間個個를 論함은 어려우며 (게테) 너무 理論에 拘碍되면 도리어 非合理가 된다.

中國人은 元來 實踐的인 傾向이 있기 때문에, 逆으로 理論이 尊重된다. 때문에 그 理論에 拘碍된다는 弊害는 實踐性에 依해서 救濟받고 있다.

이 矛盾이 他國사람에게는 理解하기 어렵다. 그러한 意中으로 배우면 中國의 學術이 如何히 實際에 當面해서, 合理的 인가를 알수있을 것이다.

第 5 章　針灸의 適應·限界·其他

(1) 適應症

이 病에 이 治療가 듣는다는 것이 適應症인데, 이것에 對해서 생각해 두어야할 事項을 들어보자.

(ㄱ) 他의 治療와의 關係

戰前에는, 肺結核이나 面疔, 淋病等에 針灸를 試하는 者가 있고, 相當한 效果를 올리고 있었다고 한다. 그러나 이들의 疾患은 針灸의 適應症이지만, 現在 그다지 針灸의 對象이 되지 않는다. 그것은 最近, 化學療法이나 抗生物質이 發見되어서, 이들의 疾患을 잘 治療할수 있게 되었기 때문이다. 이러한 意味에서는 옛날

책에 씌여있는 針灸의 適應症은, 設使適應症일지라도, 應用할수 없는것이 많이 있다.

最近의 西洋醫學의 發達에 對해서, 一應 諒知해 두고서, 針灸로서도 고칠수 있으나, 다른 方法으로 보다 잘 고칠수 있는것은, 이것을 讓步하는것이 患者에 對한 親切이라고 하는 것이다.

(ㄴ) 他療法과의 併用에 對해서

針灸에서, 그것만으로 充分히 治療 할수 있다고 생각하고있는 疾患에 對해서는, 그 事由를 患者에게 告해서 헛된 出費를 節約시켜 주는것도 좋다.

그러나 患者가 信用하고있는 主治醫의 治療나 投藥을 不必要하다고 하거나, 다른 針灸師의 方法을 非難하는것은 생각할 點이 있다.

너무나 偏狹한 態度를 取하면, 속있는 患者는 도리어 反感을 가지게 되는것이다.

한사람의 患者를 自己의 생각대로 治療하고 싶은 氣分은 알지만, 獨善主義는 안된다.

針灸는 一種의 轉調療法이지만, 그밖에도 有力한 轉調療法은 많이있다. 때로, 各界의 사람들과 交際해서 見聞을 넓히고, 가르침을 求하는것이 좋다. 반드시 얻는바가 있는 것이다.

(ㄷ) 治療의 持續과 間隔

이것은 어려운 問題이다. 例컨데, 腰痛이나 坐骨神經痛의 患者가 있다. 數個月 繼續해서 治療하면 낫을터인데도, 너무나 效果가 徐緩하기때문에, 患者가 針灸의 效果에 疑問을 품고 中止하고

마는수가 있다.　그리고　轉醫해서,　거기에서　針灸等은 이런病에
들을理가 없다는等　根據도　없이　告해서　원망받는수도 있다.　조금
만 더 하게　해주었으면……하고　哀惜하게　여기지만　할수가 없
다.

　이러한　境遇에,　多年間　經驗이 있으면,　이것은　患者를　說得해
서　治療를　續行하면 좋다고 하는　自信을 갖일수 있는데,　初心者
에게는 그만한　確信을 갖일수 없다. 또　針灸의　適應도 아닌　病을
慢然하게 언제 까지나　治療하고 있는것도　困難하다.

　그 언저리의　判別이 서지않는 동안은, "이病은　大槪　針灸로 낫
는다고 생각되지만,　例外로서　器質的變化가　强할때는　手術이나
檢査가　必要하게 됩니다.　于先 10~20回　治療를 해서　좋아지는지
듣지 않는지　試驗해 봅시다.　좋아지는 사람은 차차로　效果가 나
타날터입니다."이라는　式으로　含蓄性있는　說明을 하는것이 좋다
고 생각한다.

　또 "조금도 좋아지지 않는다"고 하는　患者에게는,　하나하나의
症候中에　確實히　好轉한　部分이 있는것을　指摘하거나,　여러가지
의　檢査,　例컨데　良導絡測定,　其他가　漸漸　改善되고 있는것을　示
하거나,　他의　同樣의　症例로　治療한　實例를 들거나,　낫아서　感謝
하고 있는　患者에게　紹介해서　激勵하거나 하는것도　一法이다.

　外來患者를 며칠　間隔으로　再診하는가도　一考를　要하는　問題이
다.　遠方의 사람을　每日 오라고 해도　無理이다. 이　境遇에는,　一
回의　治療의　效果가　持續하는 동안에,　다음의　治療를 하는것이
바람직 하다.　그　連結로　自宅에서　灸를 시킨다 든가,　服藥이나

食養生을 시켜, 病이 好轉한다고 하는 自信을 주는것이 重要하다 萬一 每日 治療하러 올수있으면, 取穴은 될수록 적게해서, 效果를 잘 監視하는것이 좋은 工夫가 된다. 但, 患者에게 治療가 지나치게 簡單해서 무엇인가 不足한듯한 느낌을 주지 않도록 注意할 必要가 있다.

하루에 治療하는 患者의 數가 많아서, 一人當에 充分히 時間을 쓸수없게 되면, 그 時間의 配分에 如干 留意하지 않으면 안된다. 中國의 多忙한 外來診療所에서는, 多數의 患者에 置針해서 20~30分 기다리게 해두는 方法을 하고있다. 이것도 一法이다. 或은 治療의 最後에 要穴만 一穴이나 二穴 灸를 해두는 것도 좋다.

㈃ 針灸의 限界

어떤 治療法에도 守備範圍가 있어서, 무슨 病이라도 고칠수 있는것은 아니다. 針灸의 適應은 넓다고는 하나, 自信이 없는 病은 自請 맡지않는편이 좋다. 例컨데, 現代醫學의 常識으로 針灸의 適應이 아니라고 하고있는 癌患者等을 治療하는 것은, 醫者가 손을 메고 患者의 家族도 따로 方法이 없다는것을 首肯하고서 取扱한 편이 좋다. 묵은 神經麻痺나 半身不隨等으로 針灸에 過度의 期待를 가지고 오는者가 있는데, 때로 大端히 좋은 結果가 얻어지더라도 大多數는 失望한다. 慰安的으로 治療한다면 모르거니와 多額의 治療費를 請求해서 쉽게 壯談하는 따위는, 自身의 발밑을 파는것같은 愚擧이며, 이윽고 針灸全體에 對한 蔑視를 기루는 것과 같은것이다.

難病으로, 여러곳의 病院을 歷訪해서, 낫지않기 때문에 最後로

針灸라도, 하는　氣分으로　治療를　求하는　사람이　많다.　이것은　고
치면　大端히　好評을　얻지만,　難病은　亦是　難病인　수가　많다.　本
人에게는　참말을　안해도　좋으나,　家族에게는　大略의　豫見을　말해
두는　편이　좋다.　그때문에　患者를　잃어버리는　수가　있어도,　不正
直하다는　惡評만은　避할수　있을것이다.

　㈃ **特殊技法**

　最近,　日本에서는　針灸의　變法이　盛하게　硏究되고있다.　用具
의　硏究,　電氣의　應用,　刺激方法의　發明等,　枚擧에　바쁘다.　어떤
意味로서는　이것은　進步이다.　그러나　效果의　點에서　中國固有의
針灸術보다　大端히　優秀한지　어떤지는　疑問이다.　特殊한　技法을
배우기前에,　基礎的인　技法에　年期를　들이는　일보다　좋은것은　없
다.

第 2 編 針灸의 配穴方法

一般的으로 使用되고 있는 取穴法에 다음과 같은 方法이 있다.

第1章 一側取穴

患側 또는 健側만에 取穴한다. 通常 患側을 于先 治療해 본다 고 하는것이 一般的이다. 낫지 않을때는 健側取穴을 試한다.

顏面神經麻痺・半身不隨에는 흔히 患側에 取穴한다. 때로 健側에 取穴한다. 右側의 齒痛에 左의 合谷(大腸)을, 左側의 齒痛에는 右側의 合谷을 取穴하는 수가 많다. 大腸經은 口唇上에서 左右交差한다. 但 이 境遇에도 患者의 合谷을 左右比較해서, 보다 緊張하고 있는 側을 瀉함이 좋다.

第2章 兩側取穴

가장 많이 使用되는 配穴이다. 左右의 同名의 穴을 同時에 取穴한다. 咽喉痛에 兩側의 少商(肺)를 取穴하고, 胃의 疼痛에 左右의 足三里(胃)를 取穴한다고 하는 方法이다.

但 病이나 疼痛이 한쪽에 있는 境遇에는 반드시는 兩側을 取穴할 必要는 없으며, 도리어 一側取穴의 편이 좋을수도 있기 때문에, 漫然하게 兩側取穴하는 것은 안된다.

또 背部의 兪穴을 取穴하는 境遇, 一般的으로는 左右等高에 있으나, 反應點으로서는 때로 높이가 다른 境遇도 있다. 이 境遇 書籍의 記載에 拘碍받지 않아도 좋을 것으로 생각한다.

또 一側性의 臟器, 또는 臟器의 一側이 病인 境遇, 例컨데 膽囊은 右側만에 있으며, 胃疾患에서도 幽門·十二指腸쪽으로 있는 境遇는 右側에 主로 反應點이 나타난다. 이 境遇에는 반드시는 兩側取穴을 必要로 하지 않는다.

病이 偏側에 있는 境遇의 取穴法에 對해서는 素門의 繆刺篇에서 觸하고 있는데, 實은 臨床上 重大한 意味가 있다. 取穴에 當面해서 一側刺戟을 해야 하는가 兩側取穴을 해야하는가는 重要한 問題이다.

第3章 上下双單取穴

上肢에서는 左右兩側을 取穴하고, 下肢에서는 一側을 取穴하는 페턴이 있다. 逆으로 上肢에서 一側, 下肢에서 兩側을 取穴하는 수도 있다.

例컨데 上腹痛때, 上肢에서는 兩側의 內關(心包)穴을 取穴하고 下肢에서는 一側의 公孫(脾)을 取穴한다. 古人은 이것을 上擔下載이라고 부르고 있다. 逆으로 內關의 一側과 兩側의 公孫을 取穴하는 境遇는 또 下擔上載이라고 부른다. 이와같은 取穴法에도 重大한 意味가 있다.

第4章 交差取穴

腹部의 壓痛點을 觀察하고 있으면, 右上腹部와 左下腹部에 壓

痛이 分布하고 있는 症例가 적지않다. 나는 이것을 (交)差叉症狀
이라고 命名했다. 更年期障害, 血의 道症等에 혼히 이 症狀이 나
타난다. 人體의 上半身과 下半身의 境界는, 거의 臍의 높이에 있
는것 같다. 하나하나의 臟器에 關聯않다는 全體的인 壓痛點은 臍
를 中心으로 해서 一側, 또는 兩側, 或은 交差해서 나타난다. 腹
部의 兩側에 左右相稱으로 壓痛이 있고,　또한 中心線(任脈)上에
도 壓痛이 있는 境遇,　上下肢의　偏側取穴로서는　一側의　壓痛에
影響하는 수는 있어도 任脈上의 壓痛에는 影響하기 어렵다. 異常
한 일로 이 境遇 上下肢交差로 取穴하면 任脈上의 壓痛도 消去하
는 事實을 나는 認知했다.　이 現象을 알아차린 사람은 없는상하
며, 古典에도 이와같은 記載가 없다.　이러한 境遇,　交差取穴을
하면 兩側의 壓痛에 影響하고, 그리고도 任脈에도 影響을 미치는
수가 많고 特異한 效果를 나타낸다. 이패턴을 利用하면 取穴數의
節約에 所用된다. 兼하여 添言할것 같으면, 偏側刺激으로 中心線
에 影響하는 刺激點은 取殼內에도 있다.　所謂 노제의 耳殼穴이
다.

이것은 古典에는 全然 記載해 있지않는 "奇穴"이다.　耳殼點의
一點에 壓痛 또는 良導點을 求하고,　여기를 刺激하면 身體上의
特定한 壓痛과 그 높이의 任脈의 壓痛에 選擇的으로 影響한다.
이것을 하나의 目標로해서 耳殼內에 治療點을 求할수가 있다. 노
제 自身은 이 中心線에 미치는 影響에 對해서는 觸하고 있지 않
다.

이것은 나의 發見인듯 하다.

第5章 局所取穴

病患・疼痛이 있는 局所, 또는 그 附近의 穴에 取穴한다. 이것은 모름지기 針灸治療의 가장 原始的인 形式일 것이다. 大端히 簡單明瞭하고, 또한 相當히 有効한 方法이기 때문에 利用하는 者가 가장 많은 패턴이다. 患者가 訴하는 愁訴의 大多數는, 이 局所取穴을 잘 行하면 어떻게라도 處理가 된다. 設使 治癒시킬수가 없어도 輕快感을 주고 患者를 滿足시킬 수는 있다. 때문에 實地家의 相當數의 사람은, 이 種類의 手技로 足하다고 하고, 이 取穴法에 重點을 두고 治療하고 있는것 같다.

大局的으로 보면, 針灸取穴法의 妙味는 局所取穴以外의 取穴法에 있다고 해도 過言은 아니다. 이 壁을 打破하지 않으면 高度의 針灸術에의 進步는 없다. 이壁을 突破하기 爲해서는 一時는 臨床成績이 低下할것을 覺悟하고, 全然 局所取穴을 中止하고 다음에 述함과 같은 遠隔取穴만으로 治療하는것을 試함이 좋다. 이것에 依해서 生體의 各部分의 聯關性을 體得하는 것이 捷徑이다.

어느 有名한 針灸家가 痔의 治療에 百會(督)나 孔最(肺)를 取穴하는 것은 넌센스이다 라는 發表를 한 일이 있다. 모름지기 이 針灸家는, 以上과 같은 修練을 한 일이 없기 때문에 遠隔取穴의 法則이나 實際의 効果를 모르는 것일 것이다.

一般의 針灸書에는, 處方例로서 局所取穴의 實例가 많이 실려지고 있다. 例컨데, 眼疾患에 晴明(膀胱)・攢竹(膀胱)을 取하고, 腰痛에는 腎俞(膀胱)・腰俞(膀胱), 下痢에 神厥(任)・天樞(胃), 肺病에 肺俞(膀胱)・膏肓(膀胱)을 取穴하는 類이다. 많은 書籍

를 通讀해보면, 이와같은 局所取穴도 著者마다 相異하고 있어서, 甲은 A・B・C를, 乙은 C・D・E를, 丙은 A・E・F를 勸한다고 하는 式이다. 同一術者라도 患者에 따라서 다른 穴을 取하는 수도 있다. 이렇게 생각하면, 局所取穴을 많이 暗記해보아도 限이 없고, 取穴法의 工夫에는 迂遠한 이야기다. 重要한것은 그 原則이다.

第6章　近隣取穴

이것도 日常 잘 使用되는 取穴法이다. 患部에서 조금 떨어진 穴을 取하는 것이다. 眼疾患에 上星(督)穴을 取하고, 胃疾患에 章門穴(肝)을 取한다고 하는 類이다. 局所取穴의 效果를 높이고 또 單獨으로도 使用된다. 針灸取穴處方을 보면 잘 나오는 取穴이다.

一般의 處方例를 들면 다음과 같은 取穴을 말한다. 사람에 따라 愛用하는 穴에 相違가 있는것은 勿論이지만 參考로……

部　　位	局　處　取　穴	近　隣　取　穴
頭部・前額	上星(督)・百會(督)	天柱(膀胱)
口　　頰	地倉(胃)・頰車(胃)	天容(小腸)
眼	晴明(膀胱)・糸竹空(三焦)	上星(督)
鼻	迎香(大腸)・禾髎(大腸)	通天(膀胱)
頸	廉泉(任)・天突(任)	瘂門(督)
胸	膻中(任)附近	不容(胃)
上　　腹	中脘(任)附近	中庭(任)

下　　　腹	關元(任)附近	天樞(胃)
側　　　頭	太陽(奇)・率谷(膽)	風池(膽)
耳	聽會(膽)・翳風(三焦)	天容(小腸)
側　　　胸	食竇(脾)・期門(肝)	肝兪(膀胱)
側　　　腹	帶脈(肝)・五樞(膽)	期門(肝)
項　　　部	風府(督)・風池(膽)	大杼(膀胱)
背腰1—7椎	大椎(督)・膏肓(膀胱)	天柱(膀胱)
9—13椎	肝兪(膀胱)・胃兪(膀胱)	京門(膽)
14—21椎	命門(督)・大腸兪(膀胱)	環跳(膽)
後　　　陰	長强(督)・會陽(膀胱)	白環兪(膀胱)
肩　　　膊	天宗(小腸)・肩井(膽)	臂臑(大腸)
肘　　　臂	曲池(大腸)・外關(三焦)	肩髃(大腸)
手　　　腕	合谷(大腸)・後谿(小腸)	外關(三焦)
臀　　　股	環跳(膽)・承扶(膀胱)	陽關(膽・督)
膝　　　脛	三里(胃)・懸鍾(膽)	風市(膽)
足　　　踝	太谿(腎)・內庭(胃)	跗陽(膀胱)

第7章　遠隔取穴

　　針灸에서는 西洋醫學的概念으로는 생각도 안미치는 取穴을 가
끔 한다. 頭痛에 對해서 下肢에 取穴하거나, 痔疾患에 머리의 頂
上에 取穴하거나 하는 類이다. 西洋醫學을 배운 醫師에게는, 이
理致가 理解되지 않기 때문에 이 取穴法이 어딘가 迷信스러워 보

인다. 西洋에서도 옛날의 醫術에서는 이 種類의 體表刺激을 利用하고 있었다. 그리스醫學派와 아라비아醫學派가, 胸痛은 局所의 皮膚를 刺激하여야 할것인가 하고 討論했다는等의 것이 醫學史에 나오고 있다. 때문에 經驗的으로 一見 아무런 緣故도 없는 部位를 治療해도 效果가 없는 理致가 아니라는 것은 옛부터 알고 있었는것 같다. 西洋에서는 이러한 治療를 誘導法 Die Ablenkung, (獨) dervative(英)等으로 부르고 있었다. 中國針術에서는, 이 誘導法에 該當하는 말을 遠導刺라고 부르고 있는데, 이것에도 여러가지의 方法이 있다. 그저 먼곳을 刺激한다고 할뿐아니라, 보다 精密하게 刺激點을 選擇해서 刺激한다고 하는點이 特徵이다.

(ㄱ) 病이 上部에 있을때 下部에 取穴한다. 例컨데 膽經의 頭痛에 對해서 瞳子髎(膽)를 取하지 않고 足의 竅陰(膽)을 取한다. "胃의 病에 三里(胃), 腰痛에 委中(膀胱), 頭項部의 病에 列缺(肺), 面口部의 病에 合谷(大腸)을 取한다"고 하는것 같은 處方例, 即 四總穴이라는 思考方式도 이 類이다.

(ㄴ) 病이 下에 있을때, 上部에 取穴하는 方法 手指가 麻痺해서 움지기지 않을 때, 合谷(大腸)을 取하지 않고, 肩髃(大腸)을 取穴하고, 膝關節點에 犢鼻(胃)를 使用하지 않고, 環跳(膽)·上髎(膀胱)·次髎(膀胱)를 取穴하고, 痔疾患에 머리의 百會(督)를 取하는 것과 같은 取穴法이다.

이 (ㄱ)과 (ㄴ)을 通覽함에, 同經 또는 共軛經(三陰三陽이 같은 카테고리)의 위에서 可及的 멀리 取穴해서, 上下의 拮抗性을 利用

됐다고 생각되는 方法, 例컨데, 痔→百會, 側頭痛→竅陰이라는
패턴도 있고, 다같이 上下라도, 若干 近隣의 上下를 利用한 패턴
도 있다. 後者는 神經의 走向을 생각하면 理解하기 쉬우나, 前者
는 조금 엉뚱한 取穴法과 같이 보일런지도 모른다. 그러나 實際
行하여 보면 이 種類의 取穴에는 相當히 妙味가 있는 것이다.

(ㄷ) 循經取穴

患者의 訴하고 있는 愁訴가, 何經에 關係가 있는가를 判斷해서
그 經上의 穴을 利用해서 治療한다.

이것은 두가지의 길잡이 이다.

하나는 脈狀에 依해서 어느經을 治療하는가를 決定한다. (脈診)

第二로는, 問題의 愁訴가 何經과 相關하는가를 經驗的으로 判
斷해서, 그 經에서 治療한다. 例컨데, 患者가 側頭痛을 訴하면
膽經에 關係가 있지 않을까, 舌病은 心經에 關係가 있다, 坐骨神
經痛은 膀胱經의 病은 아닌가 하는것과 같은 推定이다.

그것을 爲해서는 各經의 「主治症」을 諒知하고 있지 않으면 안
된다. 이것은 後章에 一覽表로 해서 示하고 있으니 參照하기 바
란다. 그것에는 常識的으로 理解하기 쉬운것도 있고, 中國針灸術
에 特異한 것도 있다.

나는 腹部壓痛點을 求해서, 이것이 何經의 何穴로 消失할수 있
는가라는 觀察을 多年 行하여 왔다. 이것도 하나의 依據가된다.

또 同樣으로, 前述한것과 같은 中谷義雄博士의 全良導絡測定法
・赤羽氏知熱感度測定法・후오르의 井穴測定法(電針術)도 하나의
길잡이를 주는 것이라고 생각한다. 事實 이것을 길잡이로 해서

좋은 結果를 얻을 수 있었다는 報告가 가끔 發表되고 있는 것에 注目하여야 할 것이다.

이 循經取穴은 針灸의 가장 特異한 取穴法이며, 이것에 熟達할 때는 意外의 效果를 올리는 수가 가끔있다.

循經取穴에도 各人各流에 依해서 方法이 여러가지 있다. 보다 本治法式의 取穴도 있는가 하면, 보다 標治法式의 取穴도 있다.

本治法이란, 身體全體의 언바란스를 經絡의 陰陽虛實에 求해서 이것을 平均化해서, 보다 正常인 狀態로 뒤돌릴려고 하는 思考方式이다. 中國의 思考方式에 依하면, 人間은 體力이 充實하여 身體의 各部分이 調和하고 있으면, 外邪가 病을 이르킬 수 없다. 그러한 理想的인 狀態에 가까와지겠금 經絡의 언바란스를 고칠려고 하는 것이다.

이것에 對해서 標治法은, 現在患者가 訴하고 있는 症狀을 直時 고칠려고 하는 것이며, 이 兩者는 嚴密하게 말하면 不可分의 것이다. 아무리 標를 고칠려해도 本이 낫지 않으면 안되는 수도 있다. 이것은 하나의 現象을 두가지의 面에서 본 것이라고 생각해도 좋다.

部分의 障害도 全體에 影響한다. 例컨데 "매맞은 外傷"은 "매맞은 症候群"을 惹起한다. 逆으로 部分을 고치면 全體에 影響하는 것도 可能하다.

一般的으로 本治法은, 十二의 經絡中 主된 偏寄를 目標로 해서 治療하는 사람과 많은 經絡을 治療하는 사람이 있다. 難經七十五難과 같이, 東方은(木經)實하고 西方은(金經)虛할때는 南方(火經)

을 瀉하고 北方水經을 補한다는 것과 같이, 主症을 治療않고 他經의 治療로 바란스를 調整하는 수도 있다. 中谷法式에서는 良導絡의 通電量의 偏奇가 많은것은 모조리 調整한다. 후오르도 同樣이다.

이에 反해, 赤羽法式에서는 知熱感度의 左右差의 最大의 經을 目標로 한다. 또 流注針法이라고 해서, 經絡의 周期的變化를 意識해서 取穴하는 方法도 있다. 奇經治療와 같이, 脈象 其化와 無關係로 어느 目標에서 手足의 特定의 二穴을 取穴하는 方法도 있다. 한사람의 患者로, 그 어느것이 가장 有效인가를 比較하는 수는 없지만, 經驗을 쌓으면 比較的 少數穴로 가장 效果를 올리는 데는 어느 方式이 좋은가 豫見할 수가 있게 될 것이다.

以下 經絡의 利用法中 잘 使用되는 것을 들어보자.

(A) 主要穴

사람에 따라서 經絡上에서 잘 使用하는 穴이 다르다. 全身에는 三百六十穴(重復하는 것이 있지만), 그中 어느穴은 거의 使用하지 않고, 또 日常 繁用하는 穴도 있다.

最近 中國에서 發行되는 經穴學에서는, 그다지 利用안하는 穴을 省略해서 主要穴만을 들은것이 많다. 그것을 通覽하면, 古來 重要視된 原穴·母子穴·五行穴까지 除去한 것이 있다. 後章에 있는 中國의 重要穴 取穴法을 參照하기 바란다.

穴의 數를 制限하고, 取穴을 簡單히 하기 爲해서는, 잘듣는 繁用穴·融通性이 많은 八方을 겨누는 穴의 應用에서 入門하는 것도 一法이다.

이런 意味에서 一般的으로 推擧하는 重要穴을 特히 注目하면 좋

다. 穴을 많이 어렴푸시 暗記하기보다 主要穴의 取穴法을 確實히
暗記하고, 反復해서, 使用해 보는 것은 上達의 捷徑이다.

(B) 反應點 其他

어느 經을 切診해서, 經穴에 微細한 혈感覺(硬結·陷下·黑子·
丘疹等)을 求해서, 여기를 取穴해가는 術者도 있다. 또 壓痛을
目標로 하는수도 있다. 壓痛은 四肢의 末端에서는 判別하기 어려
운 缺點이 있다. 井穴에서는 손가락을 접어서 過敏한 部位를 찾
아도 좋다. 推測컨데 經穴의 發見의 端緖로 된것은, 이러한 皮膚
上의 觸診所見이라고 생각된다.

그러나 反應點으로서의 穴과, 作用點으로서의 穴은 반드시는
一致않는다. 하나의 穴의 周圍에 刺激에 依해서 비슷한 效果를
이르키는 領域이 있고, 그 範圍內에서는 取穴을 잘못해도 作用에
大差는 없다. 經穴의 位置의 記載에 册子마다, 著者마다, 多少의
差異가 있는것은 그 때문일 것이다. 그러나 指頭의 觸覺을 訓練
해서 이와같은 變化를 辨別하는 것도 重要하다. 麻雀을 잘하는
사람은 牌를 보지 않아도 觸해서 模樣을 알듯이, 練習如何로 人
間의 感覺은 차츰 銳敏하게 되는 것이다.

最近에는, 電氣探紫器로 穴을 찾는 方法이 提出되고 있다. 이
것도 一法이다. 그러나 皮膚의 電氣的特性은 微妙하기 때문에 實
驗的誤差가 이러나는 것도 考慮에 넣어둘 必要가 있다.

나는 壓痛뿐만이 아니고, 皮膚를 접어서 局所的浮腫感이 있는
領域을 求해서, 이것에 穿透針을 몇개 刺入하는 方法도 가끔 使
用한다. 이것은 經穴이라기 보다, 오히려 領帶的治療이다.

-- 65 --

中國에서는 五十肩에, 下肢의 承山(胃)에서 飛陽(膀胱)까지, 即全陽經을 橫斷해서 穿透하는 手技를 推賞하고 있는데 遠導刺로서 有効하다.

石坂流의 連環刺도 이것에 類似한 刺法이다. 小腹·兩股·臀臑等에서, "病의 深淺에 依해서 다르지만 針을 얕게 깊게 連環狀으로 刺하고, 榮衛의 經絡·宗氣의 道路를 빠트리지않고 取하는 方法"이다. "小便急閉·小腹急痛·臀臑偏瘓(筋萎縮) 攣痛 或은 麻木痺痛等의 病에는 반드시 施하여야할 法이다"라고 記해지고 있다.

(C) 經絡治療에 흔히 使用되는 取穴處方

이것도 術者에 따라 여러가지의 方法이 提示되고 있다.

㈀ 各經의 虛實에 依해, 各經을 補瀉한다. 虛의 境遇에는, 母穴, 例컨데 腎經(水經)이면 金穴, 復溜에 補法을 行한다. 難經에 說하는 母子法則이다.

㈁ 補助穴로서 母經, 例컨데 腎經이면 金經(肺經)의 水穴(尺澤(肺))에 補法을 行한다. 金經의 金穴(經渠(肺))를 取해도 좋다. 이것도 다같이 五行의 母子法則의 應用이다.

㈂ 나는 補助穴로서 手足의 共軛經, 即 三陰三陽이 같은 카테고리의 經의 原穴, 또는 絡穴도 利用된다는 것을 實驗하고 臨床에 應用하고 있다. 이것은 五行이 아니고 三陰三陽法則에 應함이다.

㈃ 午前十時頃 治療하는 境遇이면 腎虛에 對해서, 그 時刻에 가장 旺하는 經인 脾經의 水穴, 陰陵泉(脾)을 取穴한다. 正午는

肝經의 에네르기가 가장 弱한 時刻이므로, 肝虛를 補하는데에 肝經을 利用해서 效果가 적다. 그 境遇에는, 그 時刻에 旺하는 心經의 木穴, 原穴等을 利用하면 좋다. 이것은 流注針法의 하나의 應用이다. 各經의 旺하는 時刻表는 後章에 揭한다.

㈁ 上肢와·下肢의 相關穴을 一組로 해서 取穴하면, 一穴로 效果가 없는 境遇에도 效果가 期待된다. 그것으로서도 듣지 않을 境遇에는, 第三點을 이것에 加한다. 이 第三點은, 正中線上의 任脈督脈上, 或은 顔面·頭部의 連關穴이 좋다. 例컨데, 下肢의 肝經과 上肢의 心包經을 맺고 (一例 曲泉(肝)→內關(心包)) 이것으로 期門의 壓痛이 消失하지 않으면, 肝經의 支인 百會(督)에, 或은 肝經이 交한다고 하는 任脈上의 各穴, 例컨데 中脘·關元·中極·曲骨의 하나에 第三點을 求하면 좋다. 이 法式은 내가 잘 使用하는 處方이다. 이것은 前述한 加重法則의 應用이다.

㈃ 各經을 治療하는 代身에, 背部膀胱經上, 第二行의 兪穴, 第三行上의 等高點의 穴, 이것과 對稱하는 腹部募穴을 治療해서 各經에 影響을 미치게 할려고 하는 方法도 있다.

이 方法은 四肢治療와 倂用하는 수도 있고, 單獨으로 應用하는 수도 있다. 慢性病으로 體力이 貧弱한 患者에게는 兪穴治療만을 行하며, 置針灸温針·灸等의 手技를 行하면 좋다. 兪穴刺戟이 各經絡에 治療的影響을 미치는것은, 많은 實驗觀察에서 疑心할 수 없다. 以上의 여러가지의 循經治療는, 西洋醫學에서 全然 알려져 있지 않은 治療法則이다. 이것을 會得하면, 常識으로는 想像도 미치지 않는 經穴로 患者의 愁訴를 고치고, 疾病傾向을 改善하고

自律神經失調를　正常化할　수가　있는　것은　우리들의　經驗에서　斷言할　수　있다.

第8章　交會穴의　利用法

앞에서　累次　述했듯이,　經穴의　作用은　그　特異部位에　該當하기 때문의　作用(穴作用이라고　말해서　좋을　것이다)과　刺激을　加했기 때문에　非特異的으로　全身에　미치는　作用(非特異作用)　或은　全身 作用이　있는데　그外에　穴과　穴을　組合했기　때문에　일어나는　加重 作用이　確實히　있다.　이것은　내가　二金屬接觸法　Z—M—C로　觀察 해서　얻은　結論이다.　勿論,　그　組合은　文章內의　言語의　組合이나 藥物處方中의　두가지의　成分의　組合과　같이,　無數한　組合이　있을 터이다.　그러나　臨床的으로　應用할　수　있는　組合을　于先　第一로 注目하지　않으면　안된다.

(ㄱ) 中國의　取穴處方에는　同一經上의　二點　또는　三點을　同時에 取穴하는　例가　많다.　例컨데,　曲池十合谷,　環跳十陽陵泉,　氣海十 中極,　曲骨十關元,　承山十崑崙等이다.

이들은　比軟的　少數取穴의　處方에　자주　나타나기　때문에,　分明 히　經穴의　加重作用을　利用하는　意圖일　것이다.

그　變法이라고도　말할　수　있는데,　三焦經上에서　針을　水平으로 經方向에　刺해서,　二,　三穴을　同時에　刺激한다고　하는　手法도　있 다.　이　手法은,　下腹部의　任脈,　胃經의　三里附近,　肩胛部의　小腸 經·膀胱經에서　應用해도　좋다.

(ㄴ) 이　加重作用은,　靈樞의　"根結篇"에　있듯이　一經上의　가장

면, 上下關係로는 가장 對立的인 二穴을 選穴한다고 하는 手法에까지 擴大된다. 이것도 取穴處方의 하나의 着眼點이다.

(ㄷ) 하나의 經만이 아니고 連關性을 利用해서 他經上의 同作用을 갖는 穴을 一組로 하는 處方도 있다. 例컨데 腎虛證에 對해서 腎經의 金穴인 復溜를 補穴로서 選擇하고, 母經인 肺經의 水穴인 尺澤과 組合해서 使用한다는 處方은 자주 使用된다.

나는 奇經治療의 하나의 特長은, 四肢의 上下의 두穴을 一組로 해서 그리고도 이것에 異性質의 (例컨데 二種金屬) 刺激을 加하는 點에 있다고 생각한다. 一種의 金屬이라도 고치지 못하는 수는 없지만.

그러하다면, 同樣으로 手와 足의 三陰三陽의 經을 짜 모아서 使用하면 어떤가 라는것을 試해 보았다. 腹部壓痛點消去, 또는 指端의 井穴의 通電抵抗의 變化를 目標로 해서 이 짜 모우기을 試해보고 이 亦是 使用하기에 足한 方法인 것을 알았다.

例컨데, 小腸經의 原穴 "腕骨"과 膀胱經의 原穴 "京骨"을 同時 刺激하는 것은, 傷寒의 初期의 頭痛에 有効하다는 것이 推定되는데, 이것은 이미 元時代의 濟生拔粹第二卷에 쓰여있다.

此種의 二原取穴, 또 原絡取穴도 하나의 處方의 型이라고 하여도 좋을 것이다.

原絡取穴은 中國에서는 表裏의 原絡取穴, 例컨데 肺經의 原穴 太淵과 大腸經의 絡穴 偏歷을 組合하는것 만에 觸하고 있는데, 四肢의 同名經, 例컨데 大腸經의 原穴 合谷과 胃經의 絡穴인 豊隆이라도 좋고, 그 表裏經, 例컨데 合谷과 公孫이라도 좋다.

第2編 針灸의 配穴方法

處方集에는 此種의 實例도 많이 보인다. 元來 絡穴은, 그 聯關性이 多岐인 것에 特徵이 있다. 奇經의 八穴에도 公孫(脾絡), 外關(三焦絡), 內關(心包絡), 列缺(肺絡), 하듯이 半數는 絡의 應用이다. 2—M—C法으로서의 觀察에 依하면, 三焦經과 心包經은 特히 連關性이 多岐하다. 이 組合이 臨床上 應用이 넓은것도 當然한 일이다.

㈃ 上肢와 下肢의 二穴의 組合으로, 腹部의 聯關穴의 壓痛은 消去되지만, 任脈上의 壓痛에는 通常 그 影響이 미치지 않는다. 但 그 二穴을 交差로, 上肢에서는 左, 下肢에서는 右라는 式으로 取穴하면 任脈에도 影響한다.

또 하나, 耳針點은 一側刺激으로 正中線에 影響한다. 이것들은 내가 發見한 臨床的法則이다. 이 事實로부터 二點의 모임으로서 効果가 얻을수 없을때, (例컨데 어느部位의 疼痛에 對해서) 第三點을 다시 짜 모우는 法則을 얻었다.

하나는, 第三點으로서 任脈·督脈上의 聯關點을 取穴하는 것, 다른 하나는 頭部面部를 四肢에 對해서 第五의 突起로 생각하고 그 聯關點을 取穴하는것, 다시 또 하나는 耳診點을 取穴하는 것이다.

그래서 다음에 든 交會穴一覽表가 取穴基準으로서 크게 所用돼는 것이다.

例컨데, 齒痛에 對해서 合谷을 取穴한다고 하는것은 흔히 하는 常法이다. (어느쪽을 選擇하는가가 重要하다. 一般的으로는 左右比較해서 壓痛이 顯著한 쪽을 瀉한다).

(a) 이것으로 안되면, 第二點을 曲池에 取한다.

(b) 或은 表裏經의 絡, 列缺에 取한다.

(c) 或은 下肢陽明經의 絡, 豊隆(胃)에 取한다.

그것으로 不充分하면,

(a) 大腸經의 任脈交會點인 水溝나 大椎를 取한다.

(b) 或은, 顏面交會穴인 示髎・迎香・巨髎・地倉・陽白中 反應
이 顯著한 點을 取한다.

(c) 또는, 耳殼上의 耳診點을 공드려 調査해서 齒牙에 關聯이
있는 壓痛點을 取한다.

이와같이 思考方式을 進行시켜 가는 것이다. 順序는 반드시는
上述한데로가 아니라도 좋다. 앞에 든 例와 같이 左手의 三焦經
에 沿한 打撲의 後遺症(疼痛)에 于先 大椎・膻中(어느 것이나 三
焦經交會點)을 取穴하고, 다음에 耳殼上의 前腕點을 取穴하고.
다음에 耳殼上의 前腕點을 取穴한 것만으로 낫는 것도 있다. 이
交會點 利用의 原則을 暗記해 두면, 意外의 取穴處方으로, 比較
的少數穴로, 狙擊式으로 治療가 되는것이 特徵이다.

이 原則을 習得하는데는, 患者를 治療할때 一般的으로 하듯이
于先 局所取穴하는 것을 中止하고, 何經에 關聯한 愁訴인가를 確
定해서, (이 段階에서 이미 誤診해서는 問題가 되지 않는다). 試
行錯誤法的으로, 腹部壓診・指端井穴의 通電量變化・局所의 自覺
症이 어느 짜임으로 가장 잘 影響되어 가는가를 調査하면 된다.
後는 여러가지의 疾患에 對해서, 體驗을 쌓을 뿐이다.

第2編　針灸의 配穴方法

經絡交會穴一覽

	中　心　線	頭　　　面	表裏，三陰三陽
肺	上脘，中脘，水分		大腸，脾
大　腸	水溝，大椎	禾髎，迎香，巨髎，地倉陽白	肺，胃
胃	上脘，中脘，承漿，百會齦交，水溝，神庭	承漿，水溝，神庭，頭維客主人，下關，淸明，承泣，巨髎，地倉，頰車	脾，大腸
脾	膻中，中脘，下脘，關元中極	舌下에 散함	胃，肺
心	膻中，下脘		小腸，腎
小　腸	膻中，上中下脘，大椎	瞳子髎，聽宮，觀髎，晴明	心，膀胱
膀　胱	百會，神庭，腦戶，風府大椎，陶道	晴明，攢竹，神庭，曲差五處，承光，通天，百會絡却，玉枕，天柱，風池率谷，浮白，竅陰，腦戶風府	腎，小腸
腎	關元，中極，會陰，膻中廉泉，大椎，中脘	咽中에 散함	膀胱，心
心　包	膻中，上中脘，陰交		三焦，肝
三　焦	膻中，中脘，陰交，大椎（支）	天窓，天牖，翳風，瘈脈顧息，角孫，懸釐，頷厭陽白，晴明，觀髎，耳門和髎，瞳子髎，糸竹空	心包，膽

-- 72 --

	大椎，長強	[ ]，天髎，腦空，承靈	肝，三焦
膽		[ ]，目窗，臨泣，晴明 陽白，曲差，本神，角孫 完骨，竅陰，浮白，天衝 率谷，曲鬢	
肝	百會，中脘，關元，中極 曲骨	百會	膽，心包

第 3 編　常用取穴法

第 1 章　八脈交會穴

　經脈에는, 所謂 正經인 바의 十二經의 外에,　奇經八脈,　卽 督脈, 任脈, 陽蹻脈, 陰蹻脈, 衝脈, 陽維脈, 陰維脈, 帶脈이 있다. 古典에 依하면, 이 奇經은, 몸이 非生理狀態로 되었을 때 氣血이 그 循環路인 十二經으로부터 溢出했을 때의 放水路이다 라고 하고있다. 卽, 經絡의 變動의 安全弁으로 되어 있는 理致이다. 이러한 생각으로서 보면,　病患 때에는 正經보다도 奇經에 于先 무엇인가의 變化가 나타날터이니, 治療에 當面해서는, 正經보다도 于先奇經의 治療를 먼저 하여야 할 것이 아닌가 하고 생각하는 者도 있다.

　八脈交會穴取穴은, 이 奇經治療의 一法이지만,　取穴에 當面해서는 各各 對로 되어 있는 次表의 (1), (2), (3), (4)를 一組로 해서 使用한다. 卽 衝脈의 治療를 하려고 할 때는 公孫과 內關을 取穴하고,　陰維脈의 治療를 하려고 할 때도 公孫과 內關을 取穴한다, 라는 式으로 반드시 組로 해서 使用한다.　왜냐하면, 公孫만의 單獨使用으로는, 그것은 衝脈上의 穴인 同時에 脾經上의 穴이기도 하기 때문에, 그와 같은 使用法으로는 衝脈의 治療라고는

-- 75 --

할 수 없기 때문이다.

  (1) 公孫〔(脾)衝脈〕과 內關〔(心包)陰維脈〕

  (2) 臨泣〔(膽)帶脈〕과 外關〔(三焦)陽維脈〕

  (3) 後谿〔(小腸)督脈〕과 申脈〔(膀胱)陽蹻脈〕

  (4) 列缺〔(肺)任脈〕과 照海〔(腎)陰蹻脈〕

奇經取穴로서는 이밖에, 그 起點과 終點(或은 그 近接點)의 二點을 同時에 取穴하는 것도 좋다. 例컨대, 陰蹻脈의 治療에 然谷(腎)과 晴明(膀胱)을 取穴하고, 陽蹻脈의 治療에는 申脈(膀胱)과 風池(膽)을 取穴한다고 하는 것과 같이 行한다.

이 境遇도, 八脈交會取穴의 境過도 著者는 通常 二屬針置針法을 行하고 있다. 또 適當한 周波數의 싸인 波를 加해도 效果가 있다.

奇經의 診斷法에는 成書에는, 各其의 奇經에서 이러나는 症狀이 들려져 있어서, 그러한 症狀이 있는 境遇에는, 關聯奇經을 治療하라고 쓰여 있다. 例컨대,

  (1) 督　脈

下腹部로부터 心까지 上衝해서 아프고, 大便·小便이 나오지 않게 된다. 所謂 "衝疝症", 女子不妊症, 痔疾患, 遺尿, 咽喉의 乾燥感, 脊柱强直 等

  (2) 任　脈

男子는 亡疝(여러 가지의 腹痛), 女子는 赤白帶下(子宮疾患), 및 各種의 腹中의 腫瘤를 生한다.

  (3) 衝　脈

-- 76 --

氣가 上衝하고, 腹張해서 예사 일이 아닌 感覺을 生한다.

(4) 帶　脈

腰腹膨滿, 布袋에 물을 채운 듯이 된다.

(5) 陰 蹻 脈

陽氣가 衰하고, 陰氣에 偏해서, 嗜眠症狀이 일어난다.

(6) 陽 蹻 脈

陰氣가 衰하고, 陽氣에 偏해서, 不眠症狀으로 된다.

(7) 陰 維 脈

意志의 힘을 喪失하고, 精神不穩의 狀態로 된다. 甚할 때는 心中에 痛症을 느낀다.

(8) 陽 維 脈

肢體의 힘이 脫失하고, 動作이 뜨고, 甚할 때는 惡寒發熱한다.

이 症候論은 參考는 되지만, 이것만을 目標로 해서 奇經治療는 行하기 어렵다.

그래서 나는, 二金屬接觸法(2—M—C)이라고 하는 診斷法을 提唱했다. 이것은 二種의 異金屬으로 鍉針을 만들어, 例컨대 銅과 亞鉛, 金과 銀 等, 이것을 上述한 八穴의 組合으로, 手와 足에 接觸한 境遇에, 奇經上의 壓痛이 消失되는가 어떤가를 目標로 해서, 取穴 및 針의 配合을 定하는 方法이다. 詳細는 나의 "針術入門講座"(醫道의 日本社 出版 第四版)를 參照해서 硏究하기 바란다. 또한 이 2—M—C法은 正經治療의 領域에도 應用된다.

그 밖에

(A) 腹部・頸部・下腿 等의 壓痛點의 分布(奇經上의)

(B) 起立位로 足底를 接地한 位置로 三陰三陽經의 原穴의 通電 量의 比較 等도 有力한 目標가 된다.

第2章 四總穴

鍼灸聚英에 「肚腹은 三里(胃)에 留하고, 腰背는 委中(膀胱)에 求한다. 頭項은 列缺(肺)에서 찾고, 面目은 合谷(大腸)에 收한 다.」고 記해지고 있는데, 이것을 四總穴이라고 한다. 即 腹部의 病에는 足三里穴을, 腰背部의 病에는 委中穴을, 頭部나 項部의 病 에는 列缺穴을, 顏面이나 眼病에는 合谷穴을 使用한다고 하는 것 이다.

이 規定은 조금 억지 規定과 같으나, 이 四穴은, 어느 것이나 잘 使用되는 穴이며, 效果가 많은 穴이기 때문에, 그 應用은 習 熟해 두면 좋다.

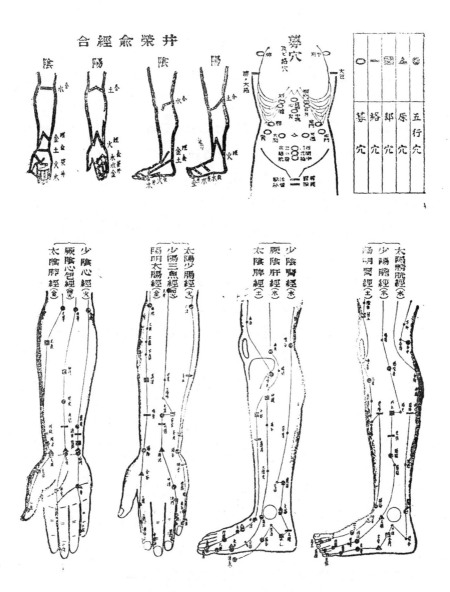

本間祥白著(鍼灸補瀉要穴의　圖로부터)

第3章 八會穴

腑, 臟, 筋, 髓, 血, 骨, 脈, 氣의 交會하는 곳이라고 하고 있
는 穴을 八會穴이라고 한다. 難經四十五難에 「熱病 內에 있으면,
그 會의 氣穴을 取한다.」라고 記해지고 있듯이, 各各 主司하는 바
의(臟腑 等) 病變에 著効를 나타내는 穴이라고 되어 있다.

府會——中脘(任) 六腑의 病을 主한다.

臟會——章門(肝) 五臟의 病을 主한다.

筋會—— 陽陵泉(膽) 筋肉이나 腱의 病을 主한다.

髓會——絕骨(膽) 骨髓의 病을 主한다.

血會——膈兪(膀胱) 血液의 病, 婦人血道 等을 主한다.

骨會——大杼(膀胱) 骨, 關節의 病을 主한다.

脈會——太淵(肺) 脈搏, 循環器系의 病을 主한다.

氣會——膻中(任) 神經系의 病을 主한다.

이 分類가 適當한가 어떤가는 別途로 하더라도, 이들의 要穴은
比較的 適應症이 넓은 穴이다.

第4章 五行穴

中國의 古典에 記載되고 있는 本治療法의 運用法에는, 陰陽五
行說에서 演繹된 用法이 있으며, 이것은 取穴法과 그 刺激法을
생각하는 위에서 從來 大端히 重視되어 왔다.

中國에서는 內臟(經絡)을 다섯 가지의 系統으로 分類하고, 이
것을 五行(다섯 가지의 要素)으로 配當했다.

木……肝—膽系

火……心—小腸系(心包—三焦系)

土……脾—胃系

金……肺—大腸系

水……腎—膀胱系

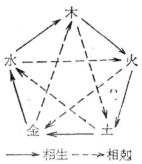

이　五行에는, 다음과　같은　相互關係가　法則的으로　存在한다.　即　木→火→土→金→水의　順(水의　다음은　再次　木이　된다)으로　相生(母子)　關係에　있고,　또　하나　건너로(木→土→水→火→金→木)　相剋關係에　있는　것이라고　되어　있다.　(右圖　參照)

━━→ 相生 ---→ 相剋

→相生　…相剋

이　法則(特히　母子關係)을　臨床的으로　어떻게　應用하는가　하면「虛하면　그　母를　補하고,　實하면　그　子를　瀉한다.」라는　原則에　依해서　治療法을　定하는　것이다.　例컨대　土(脾·胃)가　虛해서　活動이　鈍할　때는,　土의　母인　火(心·小腸)을　補하고,　土가　實해서　(外邪에　依해)　活動이　過度히　旺盛하게　되었을　때는,　그　子인　金(肺·大腸)을　瀉한다고　하는　式으로　한다.　그리고　이들　虛實補瀉의　治療點에는,　主로　해서　다음에　述하는　五行穴이　使用된다.

앞에　述했듯이,　經絡은　木火土金水의　五行에　配當되고　있는데,　다시　各經은　五行의　性質을　가진　五個의　五穴을　有하고　있으며,　이것을　五行穴이라고　한다.　이　일을　本間祥白氏는,　어느　一國內에　있는　外國大使舘과　같은　것이라고　說하고　있다.　手에서는　肘

關節부터 先, 足에서는 膝關節의 先에 있다. 指頭에서 陰經에서는 木火土金水의 順으로, 陽經에서는 金水木火土의 順으로 五行이 配當되고 있다. 이 五行穴에는 다시 井, 榮, 兪, 經, 合이라는 呼名이 붙여져서, 各症候別의 意味의 症證을 主司하고 있다.

五行穴의 表

陰　　　　經	木 (井)	火 (榮)	土 (俞)	金 (經)	水 (合)
肺 經 (金)	小 商	魚 際	太 淵	經 渠	尺 澤
心 經 (火)	少 衝	少 府	神 門	靈 道	少 海
肝 經 (木)	太 敦	行 間	太 衝	中 封	曲 泉
脾 經 (土)	隱 白	大 都	太 白	商 丘	陰陵泉
腎 經 (水)	湧 泉	然 谷	太 谿	復 溜	陰 谷
心包經 (火)	中 衝	勞 宮	太 陵	間 使	曲 澤

陽　　　　經	金 (井)	水 (榮)	木 (俞)	火 (經)	土 (合)
大陽經 (金)	商 陽	二 間	三 間	陽 谿	曲 池
小腸經 (火)	少 澤	前 谷	後 谿	陽 谷	小 海
膽 經 (木)	竅 陰	俠 谿	臨 泣	陽 輔	陽陵泉
胃 經 (土)	厲 兌	內 庭	陷 谷	解 谿	三 里
膀胱經 (水)	至 陰	通 谷	束 骨	崑 崙	委 中
三焦經 (火)	關 衝	液 門	中 渚	支 溝	天 井

第5章　母子穴

五行穴中, 治療點으로서 가장 繁用되는 穴이며, 肺經을 例로하면, 肺經은 金이며, 金의 母는 相生法則에 依해 土이기 때문에 肺經의 母穴은 土穴인 곳의 太淵이라는 것이 된다. 다 같이 肺經(金)의 子穴이 水穴인 곳의 尺澤이다.

이것에 依해서 肺經이 虛하고 있는 境遇에는 「虛하면 그 母를

補한다고 하는 原則에 依據해서 太淵穴에 補法을 行하고, 肺經이
實의 境遇에는「實하면 그 子를 瀉한다」라는 原則에 依據해서 尺
澤穴에 瀉法을 行한다.

이 母子穴은 스리에·드·모란氏가 말하는 補點·瀉點 및 中谷
義雄氏의 興奮點·抑制點에 該當한다.(解釋에 依한 命名!)

補瀉의 方法으로서 母子穴의 利用以外에, 他經에서 行하는 方
法도 있다. 例컨대 肺經(金)의 虛에는, 土經中의 土穴(太白) 또
는 土經中의 金穴(商丘)을 補한다고 하는 方法이다. ●

佛蘭西에서 말하는 補點은 中國에서는 恒常 補로만이 使用한다
는 것은 아니다.

腎經(水)의 木穴(佛蘭西流로 말하면 瀉點)인 湧泉穴은 肝經木
에 對해서는 母穴이며 補穴로서도 使用된다. 때문에 이러한 解釋
은 맞지 않는다.

第6章 原穴과 絡穴

各經에는, 虛實 共히 이것을 取한다고 해서 古來 重要視되어 온
「原穴」point source(佛)이 있다. 五行의 分類로 말하면, 陰經에
서는 土穴이며 兪에 該當하는 腕關節·足關節, 第一指의 指中 足
關節의 附近에 있다, 陽經에서는 五行穴과는 別途로 原穴이 定해
지고 있다.

내가 提唱한 二金屬接觸法으로 試驗해보면, 一點接觸에서는 一
經上의 母子穴(前章)과 絡穴이 가장 敏感하며, 原穴은 期待에 反
해서 그다지 影響을 받지 않았다.(肺·心包·心經의 三經과 같이

母子穴이 原穴에 一致하는 境遇를 除하고서). 그런데, 同時에 二金屬을 接觸하는 境遇에는, 原穴은 重要한 意味가 있다. 또 絡穴은, 金屬接觸에 對해서 잘 反應하는 重要穴이며, 古典에서는 그 穴에서 經絡의 表裏를 結하는 短絡路가 있다는 式으로 쓰여 있다. 取穴法의 處方例로서, 어느 經의 治療를 하는 境遇에, 原穴을 取穴하고, 이것과 組合해서, 그 表裏를 이루는 絡穴을 取穴하는 方法이 쓰여 있다. 이것도 使用하기에 足한 法式이다.

또한 原穴의 運用의 一法으로서, 元時代의 "雲岐論經絡迎隨補瀉法"이라는 책에는, 手와 足의 三陰三陽의 같은 原, 例하면, 手의 太陽小腸經과 足의 太陽膀胱經의 두 개의 原穴, 腕骨(小腸)과 京骨(膀胱)을 結해서 取穴하는 것이 쓰여 있다. 이 取穴도 또 알아 두면 좋다.

나는 二原 뿐만 아니라, 以上의 同名經의 原과 絡을 手와 足에 取穴하는 組合도 잘 使用한다. 例하면 手의 陽明大腸經의 原穴인 合谷과 下肢의 陽明胃經의 絡穴豐隆을 組合한다.

이와 같은 組合은, 諸病의 取穴例中에 자주 나타난다.

내가 말하는 "壓痛點消去法"으로 取穴의 效果를 調査하면, 이 組合도 有效頻度가 높다. 그리고, 萬若 이것으로 不充分하면, 手技를 硏究하든가, 或은, 第三點으로서 다음과 같은 點을 여기에 加하면 좋다. (間中의 三點結合法式이라고 부른다)

(1) 그 經에 關係가 있는 任脈·督脈의 反應을 調査해서, 거기를 取穴한다. 例하면 胃經이면 中脘(任) 等

(2) 根結篇에 있듯이, 頭部의 連關點을 組合한다. 例하면 胃經이면 頭維, 神庭(督) 等

(3) 耳診點을 調査해서, 여기에 第三點을 取하는 것도, 자주 著效를 示한다. 耳診點에 對해서는, 古典에 쓰여져 있지 않으나, 이것도 取穴處方中에 利用된다.

絡穴은, 單穴로서도 重要穴이 많다. 特히 內關(心包)·外關(三焦)·列缺(肺), 豐隆(胃), 公孫(脾), 飛陽(膀胱) 等은 取穴例의 中에 가장 자주 나타나는 穴이다. 그러나, 以上의 絡穴의 組合을 念頭에 둘 것 같으면, 其他의 絡의 運用도 容易 또한 有效하게 할 수 있을 것이다.

一般的으로 注目되어 있지 않으나, 任脈·督脈의 絡, 脾의 大絡의 利用도 좀더 利用되어도 좋을 듯하다.

奇經八脈의 八穴의 組合處方도, 三組까지는 絡穴의 應用인 것에 注目하기 바란다. 이 眞意를 會得하면, 다시 有效한 組合도 스스로 發見할 수 있을 것이다.

原穴과 絡穴

經脈	肺	大腸	胃	脾	心	小腸	膀胱	腎	心包	三焦	膽	肝	任脈	督脈	脾大絡
原穴	太淵	合谷	衝陽	太白	神門	腕骨	京骨	太谿	大陵	陽池	丘墟	太衝			
絡穴	列缺	偏歷	豐隆	公孫	通里	支正	飛陽	大鍾	內關	外關	光明	蠡溝	鳩尾	長强	大包

第7章　郄穴

針灸의 本場인 中國의 取穴法이며, 따라서 中國針術直輸入의 유럽에서 意外로 利用되고 있지 않은 것이 郄穴이다.

郄은 郄이며 隙이고, 틈사이, 骨肉의 틈사이이며, 血氣가 깊게 모여서, 깊은 反應點이다. 내가 試한 2—M—C에서는, 그다지 影響을 볼 수 없었든 것도, 表在反應點이 아닌 緣故일 것이다. 代田文誌氏에 依하면, 澤田流에서는 郄을 急性病의 治療點으로 使用했다고 한다. 이 說이 現在 相當히 넓게 行해지고 있다.

滋味있는 것으로는, 下肢의 郄穴은 大部分, 平田의 膽·膵의 反應帶에 位置하고 있다. 中都(肝), 地機(脾), 外丘(膽), 跗陽(陽蹻), 交信(陰蹻), 陽交(陽維), 築賓(陰維), 上肢에서 가장 繁用되는 孔最(肺), 郄門(心包)도 이 帶內에 있다.

腎帶에 있는 것, 陰郄(心), 養老(小腸), 梁門(胃), 下肢의 肝帶에 있는 것, 金門(膀胱), 水泉(腎)

이 三帶는 平田氏帶中 가장 疾病時에 變動을 일으키기 쉽고, 反應이 나오기 쉬운 部位인 것을 생각하면, 郄穴의 臨床的 意味를 알 수 있는 듯한 생각이 든다.

어느 것이나 要穴이며, 效果가 많은 穴이기 때문에, 本治法으로 標治法으로 크게 活用하도록 注目하기 바란다. 반드시 急性病에만이 適應이 있는 것은 아니다. 오히려, 若干 깊은 反應點으로서 利用하여야 할 것이다. (第十五章 生物時間을 應用했던 針法頁參照)

二穴의 組合 (手와 足의 郄穴을 一組로 해서)에도 크게 利用된다.

第8章 募穴과 兪穴

募穴은 各經의 腹部의 診斷治療點이며, 兪穴은 背部에 있어서

의 診斷治療點이다. 重要穴이라고 말하고 말면 簡單하지만, 若干 說明이 必要하다.

中國의 五臟六腑는, 現代醫學의 腹部內臟器管과는 반드시 一致하지는 않다. 腹部內臟器管을 古代에 있어서, 不充分한, 解剖學的 知識과 矛盾된 이야기이지만, 相當히 精密한 外表로부터의 臨床的 觀察로 槪念을 付與한 것이 五臟六腑이다.

때문에 五臟六腑의 "機能"의 說明을 읽으면, 外部로부터 容易하게 그 機能이 推定되는 內臟에 對해서는, 相當히 現代의 內臟의 機能에 가까운 것이 述해지고 있다. 即, 肺·心·胃·腸·膀胱 等이다. 한편, 外部에서 機能을 推定하기 어려운 臟器에 對해서는, 若干 現代醫學的으로 보아서 不正確한 記述을 하고 있다.

例하면 腎은, 古代人의 解剖圖에서는 確實히 現代의 腎의 形이 그려져 있는데도, 그 機能에 對해서는 泌尿器管으로서가 아니고, 오히려 副腎의 機能을 생각하고 있었던 것은 아닌가 하고 생각되는 記載로 되어 있다. 房事過度는 腎虛의 原因이 된다고 하는 境遇, 그 腎은 오히려 內分泌腺을 가르키고 있다. 한편, 尿는 腸에서 直接 膀胱에 濾出된다고 하고 있다.

古代의 醫學, 特히 針灸術에서는, 現代醫學에서 말하는 腎臟이 어떤 作用을 한다고 하는 것보다, 腎經에 變化를 이르키는, 或은 腎의 헷드氏帶(라고는 말하고 있지 않으나)에 變化를 招來하는 主된 臟器로서 腎을 생각하고 있었던 것일 것이다. 때문에 腎의 機能은, 腎臟을 中心으로 한 一群의 臟器群의 機能을 가르킨 것이라고 解하면, 거의 맞지는 않다 할지라도 멀지는 않은 것이다.

-- 87 --

그리고 脾는 現在 말하는 脾臟보다, 오히려 膵臟을 中心으로 한 消化機能, 內分泌機能을 主司하는 臟器로서 생각되고 있다. 和蘭醫學 傳來時에 膵라고 하는 새로운 譯語를 日本의 蘭方家가 創作한 것인데, 이것은 한층 混亂을 招來했다. 中國語를 洋譯한 스리에·드·모란氏는 제법 脾를 譯하는데, 생각을 한 模樣으로 脾—膵 ratepancréas라고 부르고 있다.

以上과 같은 것을 念頭에 두고, 五臟六腑의 **治療**를 할려고 하면, 背部의 兪穴은 거의 連關斷區의 中心에 있는 反應點, 따라서 또 治療點이라고도 할 수 있다. 但, 이것에는 다음과 같은 註가 必要하다.

⑴ 兪穴은 針灸에 있어서의 斷區療法의 **重要穴**이라고 할 수 있다. 따라서, 臨床上 크게 使用하기에 足한 穴이다.

但, 어느 臟器에 關聯하는 斷區는 相當한 幅이 있기 때문에, 肝臟에 影響을 줄 수 있는 것은 肝의 兪 뿐만은 아니다. 훨씬 위의 大杼나 頸部의 穴도 取穴해서 좋다.

그저, 肝兪는 그 하나의 目標가 된다고 할 수 있다.

⑵ 내가 入門講座에서 紹介했듯이, C_8, L_2 斷區는 移行斷區로, 거의 모든 內臟과 機能的으로 關聯이 있기 때문에, 이 領域은 共通斷區로 생각하고 取穴해서 좋다.

⑶ 赤羽氏 知熱感度測定法으로도 말할 수 있듯이, 四肢의 經絡에 對해서 어느 兪穴은 相當히 指向性이 있는 影響을 주는 것도 事實이다.

⑷ 成書에 있는 兪穴을 同身寸으로 取穴하면 거의 實用的인 取

-- 88 --

穴을 할 수 있다고 생각하는데, 背部에서는, 壓痛, 筋肉의 陷下, 等深部의 反應點을 目標로 해서 取穴하면 다시 더 效果가 있다고 믿는 者도 있다. 이 때 左右의 同名穴은 반드시 等高가 아니라도 좋다.

(5) 或種의 **慢性病은, 兪穴**만의 治療라도 **相當히 效果**가 있다. 또 腹部臟器의 疼痛에 對한 鎭痛穴로서도 **重要하다.** 例하면, 大久保適齋의 獨創的 針法, 石坂流針法 等에서는 **背部穴**의 手術이 重視되고 있다.

(6) 兪와 募는 相關的으로 또는 拮抗的으로 取穴된다. 即 兪穴을 治療해서 募穴을 並用하는 것도 一法이다. 兪穴·募穴에 있는 壓痛을, 各其 逆으로 取穴하는 것도 一法이다.

募穴의 診斷的 意義中, 나는 腹部壓痛點의 消去를 目標로, 四肢의 取穴, 그 組合, 手技 等을 加減하는 一種의 腹診法을 提唱했다. 이 觀察에 依하면, 腎經의 診斷點으로서는 從來의 募穴인 京門은 背部에 있는데, 그것보다, 臍傍의 肓兪(腎)가 適當하며, 任脈上의 募穴은 左右差를 弁別하기에 適合치 못하기 때문에, 이것을 다른 點으로 바꾼 편이 좋다고 하는 私見을 가지고 있다. 詳細하게는 내가 쓴 針術入門講座에 述하고 있기 때문에, 參照하기 바란다. 但 이것은 私見에 不過하기 때문에, "이것이 올바른 募穴이다."라는 異說은 敢히 主張하지 않는다.

二金屬接觸法 2－M－〇의 臨床的인 콘트롤로서, 電氣的 測定과 腹診法을 日常使用하고 있다. 이러한 着眼으로 硏究해 보는 것도

經絡槪念을 檢討하는 하나의 方法이다.

母子穴과 五要穴의 表

陰　　經	母穴	子穴	原穴	絡穴	郄穴	募穴	俞穴
肺　經(金)	太淵	尺澤	太淵	列缺	孔最	中府	肺俞
心　經(火)	少衝	神門	神門	通里	陰郄	巨闕	心俞
肝　經(木)	曲泉	行間	太衝	蠡溝	中都	期門	肝俞
脾　經(土)	大都	商丘	太白	公孫	地機	章門	脾俞
腎　經(水)	復溜	湧泉	太谿	大鐘	水泉	京門	腎俞
心包經(火)	中衝	太陵	太陵	內關	郄門	(膻中)	厥陰俞
陽　　經	母穴	子穴	原穴	絡穴	郄穴	募穴	俞穴
大腸經(金)	曲池	二間	合谷	偏歷	溫溜	天樞	大腸俞
小腸經(火)	後谿	小海	腕骨	支正	養老	關元	小腸俞
膽　經(木)	俠谿	陽輔	丘墟	光明	外丘	日月	膽俞
胃　經(土)	解谿	厲兌	衝陽	豐隆	梁丘	中脘	胃俞
膀胱經(水)	至陰	束骨	京骨	飛陽	金門	中極	膀胱俞
三焦經(火)	中渚	天井	陽池	外關	會宗	石門	三焦俞

※ 心包의 募穴은 特히 記載가 없는데, 代田文誌氏 等의 說에 依해 一應 膻中이 라고 해 두었다.

第9章　回陽九針

突然 人事不省이 되거나, 昏倒한 境遇의, 所謂 回陽의 取穴法 의 하나이다. 九穴中 먼저 처음의 三穴에 治療하고, 그것으로도 効가 없으면 다음의 三穴을, 다시 마지막의 三穴을 順次 取穴한 다고 하는 方法이다.

(1) 瘂門(督), 勞宮(心包), 三陰交(脾)

(2) 湧泉(腎), 太谿(腎), 中脘(任)

(3) 環跳(膽), 三里(胃), 合谷(大腸)

第10章   太極療法

故澤田健氏는, 어떤 病에 對해서도, 몸 全體의 形便을 調整한 다.(五臟六腑의 調整)고 하는 穴의 組合을 推賞하고, 이것을 中心으로 해서, 其他의 個個의 病에 듣는 穴을 加한다고 하는 方法을 했다. 이것을 澤田流太極療法이라고 해서, 다음과 같은 基本的 治療가 定해지고 있다.

背部一身柱(督), 肝兪, 脾兪, 腎兪, 次髎(以上 四穴 膀胱)

腹部一中脘(任), 氣海(任)

手一曲池(大腸), 陽池(三焦)(主로 左側만)

足一三里(胃), 澤田流太谿(腎)(一般的으로 말하는 照海)

이 治療點의 組合은, 身體全體의 要穴을 包含하고, 이들에 相當期間 灸治를 持續하면, 여러 가지의 인바란스를 調整하는 作用이 있다고 한다.

缺點으로서는 取穴數가 너무 많아서 一點에 五~七壯 灸를 해도 數千分을 要한다. 澤田流를 祖述한 代田文誌氏도 最近은 取穴數를 相當히 이것보다 줄이고 있는 듯하다.

第11章   赤羽氏試驗(知熱感度測定法)

昭和 25年, 赤羽幸兵衛氏는 偶然한 일로서, 疾患에 關聯이 있는 知覺異常(低下)에 注目하고, 熱을 느끼는 程度를 測定하기 爲해서 "知熱感度測定法"이라고 부르는 簡便한 方法을 硏究해서 發

表했다.

　赤羽氏 試驗은, 身體의 어느 部位에서도 行할 수 있으나, 가장 興味깊고 또한 特徵으로 하는 곳은, 各 經絡의 起點, 或은 終點으로 되고 있는 井穴(四肢의 指端에 있다.)의 知消感度를 測定해서, 異常이 있는 經絡의 發見을 할려고 하는 것에 있다.

　原法으로서는 灸治用의 굵은 線香을 點火해서, 이것으로 檢査部位를, 一定速度, 一定壓, 一定間隔으로 斷續的으로 제빨리 두드린다. (現在에는 카운타가 內藏된 電熱利用의 自動熱感測定器가 만들어져 있다.)

　그리고 被檢者가 "熱度"를 느꼈을 때를 報告시켜, 그 때까지에 要한 叩打數를 記錄한다. 赤羽式 카르데를 使用하면 便利하다. 左右의 各井穴의 測定値(叩打數)를 記錄했으면, 그 左右差가 가장 甚한 經絡을 異常이 있는 經絡이라고 생각해서, 그 經絡을 目標로 重點的인 治療——左右差가 平均化하는 것 같은 針灸處置——를 行한다. 그러면, 그 經絡 뿐만 아니라, 他의 經絡의 左右差도 同時에 解消하게 된다.

　左右差를 平均化하는 取穴部位로서는, 背部의 兪穴, 五行穴이

知熱感度測定		月 日
(手) 肺 大腸	少商 1	左 右
	商陽 2	左 右
	中衝 3	左 右
心包	※中沢(膈兪経) 4	左 右
三焦 心	關衝 5	左 右
小腸	少衝 6	左 右
	小沢 7	左 右
(足) 脾	隱白 8	左 右
肝	太敦 9	左 右
胃	厲兌 10	左 右
胆 腎	※第二厲兌(八兪経) 11	左 右
膀胱	竅陰 12	左 右
	※内至陰 13	左 右
※印은 長浜博士発表の 仮称穴名	至陰 14	左 右

나 五要穴等이며, 補法으로서는 赤羽氏의 創案인 皮內針, 瀉法으로서는 굵은針의 速刺˙速拔에 依한 强刺激等, 或은 施灸도 行해진다.

詳細는, 醫道의 日本社版, 赤羽幸兵衛著 "知熱感度測定에 依한 針灸治療"를 參照하기 바란다.

第12章　平田氏帶를 應用한 取穴法

平田氏帶는, 心理學者였던 平田内藏氏가 提唱한 治療페턴이다. 氏는 軀間을 上에서 下까지 十二의 圓筒形의 존으로 나누어 各존은 다음과 같은 内臟의 過敏을 나타내고 또한 그 治療에 所用된다고 해서 十二反應帶라고 불렀다. 그리고, 頸˙頭部˙顏面˙四肢에도 各其 十二反應帶가 있으며, 各各 相關한다는 것을 述겠다.

1. 氣管支　2. 肺　3. 心　4. 肝　5. 膽과 膵의 外分泌　6. 膽과 膵의 内分泌　7. 胃　8. 腎　9. 大腸　10. 小腸　11. 膀胱　12. 生殖器

이와 같은 反應帶는 헷드氏와도 다르고, 旣知의 内臟體表相關으로 說明할 수 없다. 平田氏는 이것을 熱針療法, 即 心理學에서 皮膚熱點檢出에 使用하듯이 點狀의 鐵椎로 재빠르게 두드리는 것에 依해서 過敏帶로서 發見한 듯하다.

肝疾患의 患者에는 確實히 頰에 鼻翼과 耳朶를 結하는 "肝帶"를 中心으로, 色素의 沈着이나 丘疹이 나타나기 쉬우며, 漢方에서 말하는 腎虛에는 眼瞼(거의 腎帶)에 검은 鬱血이 나타난다. 또 膽石症의 患者로서 걸으면, 右足關節附近만에 浮腫이 나타난

-- 93 --

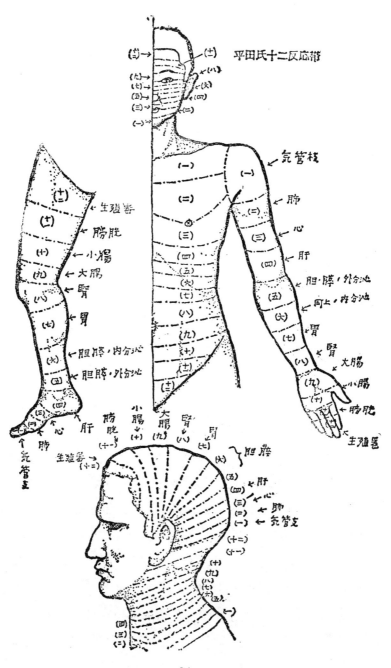

平田氏十二反応帯

다고 訴하는 者도 있다.

이 帶의 限界는 그렇게 判然하지 않은 듯하며, 重複도 있다고 생각된다.

平田氏에 따라서, 或種의 疼痛에, 同名의 他의 四肢의 平田氏 帶, 그것과 連關經의 交點에 자주 反應點이 있기 때문에, 여기를 體系的으로 取穴해서 著効를 얻는 例가 많다.

이것도 取穴의 하나의 페턴으로서 利用하면 좋다.

膝의 內側(肝·脾經과 腎帶의 交點)의 疼痛에 對해서, 腹部에서는 章門(脾)(肝·脾經과 腎帶의 交點), 或은 手에서 內關(心包), 列缺(肺)(厥陰經·太陰經과 腎帶의 交點), 百會(督)(肝經과 腎帶의 交點) 等을 利用한다.

또, 痔는 肛門部의 疾患인 同時에 門脈鬱血의 部分症狀이기도 하기 때문에, 太陰脾經과 肺經과 膵帶의 交이다. 漏谷(脾), 孔最(肺), 中脘(任), 百會(督)를 取穴한다고 하는 것은 내가 常用하는 處方이다.

此種의 取穴은 大端히 有効한 境遇가 많고, 平田門下에서는 "秘穴"이라고 稱하는 것이다. 그 應用은, 이 페턴을 머리에 그리고서, 各自 反應點이 있어야 할 部位를 探索해서 求하면 된다. 平田氏帶는 大體의 눈씀이라고 생각하면 된다. 取穴은 左右反對側 또 上下肢交差로 해서 좋은 境遇가 많다.

相當한 劇痛이 一見 無關係하게 보이는 遠隔部의 穴刺激으로 劇的으로 治癒한 例가 가끔 있다.

第13章   耳針療法刺戟點

(1) 上肢區域：上肢의 疼痛의 反應點은, 흔히 耳輪과 對耳輪의 사이의 "耳舟區"에 나타난다.

上에서 下로 向해서 나란히 해서, 手指(耳舟上端腕), 肘(對耳輪下脚의 上緣의 높이에 거의 一致), 肩, 肩關節(거의 耳輪脚上•下緣의 높이에 該當한다.), 鎖骨(거의 外聽道中央의 높이에 該當한다.), 頸(耳輪尾의 若干 上)

(2) 下肢區域：下肢의 疼痛의 反應點은 흔히, 對耳輪上의 下脚과 三角窩區에 나타난다.

上에서 下로 向해서 나란히해서：足指(對耳輪上脚上端), 踵(上脚의 下에서 三角窩에 가깝게), 膝(上脚의 下, 下脚과 平), 臀(下脚의 높은 곳), 大腿骨骨頭→坐骨神經特効點(下脚前端), 生殖器外部•肛門•尿道直腸下部(下脚前端에서 輪의 耳垂直緣部)

(3) 軀幹部：腰背胸腹部의 病變은, 흔히 그 反應點이 對耳輪邊緣과 그 隆起部에 나타난다. 上에서 下로 나란히 해서, 腰椎(下脚下緣), 胸椎(對耳輪垂直緣), 頸椎(對耳輪緣下端), 腹(對耳輪上上下脚接合部의 높은 곳), 胸(耳輪脚 高度에 相當하는 對耳輪의 높이)

(4) 頭面部區域：흔히 反應點은 對耳珠, 耳垂 및 耳珠의 外面에 있다. 後頭骨(對耳珠外後方), 前額(對耳珠外前方), 頰•上顎•下顎(對耳珠外前方에서 後方으로 耳垂까지 나란히 한다.), 頷下(耳輪尾下端), 眼(耳垂의 거의 中央), 鼻腔(耳珠內軟骨部), 咽喉

(耳珠下部의 凹部)

(5) 腹腔內臟의 病變의 反應點은 흔히 耳輪脚上의 耳殼의 凹部에 있다. 前上部에서 後下方에 나란히 해서 : 膀胱(耳殼內의 凹部의 가장 위), 腎(上後部, 膀胱의 下), 膽囊(右側에서 腎의 後下方), 膵臟(다 같이 左側만이), 肝臟(耳輪脚의 後方), 脾(左만이 耳輪脚의 後下方), 大腸(耳輪脚의 上前), 小腸(耳輪脚의 上後), 胃(耳輪脚端)

(6) 胸腔內臟의 病變은 그 反應點은 耳輪脚上의 軟骨腔部에 있다. 上에서 下로 나란히 해서 : 橫膈膜(耳輪脚), 食道(耳輪脚下前), 口腔(外聽道傍), 肺(軟骨腔의 上・前・下周圍圖), 心(軟骨腔의 後의 凹部)

(7) 其他 全身機能에 影響하는 器管의 反應點이 耳珠나 耳球周邊內面 等에 있다. : 腦皮質下部(對耳珠上緣, 그 尖端이 腦下垂體), 內分泌腺(卵巢・睾丸)──→(對耳珠邊緣), 副腎(耳珠邊緣), 對耳輪의 숨은 端──→交感神經索.

壓痛點・過敏點의 檢査法 :

圖表를 參照해서 順次로 壓痛을 調査한다.

(ㄱ) 鍉針을 利用해서 左右 比較하면서, 各點을 누르고 가장 壓痛이 分明한 點을 取한다.

(ㄴ) 電氣抵抗値를 各點에서 調査하고, 가장 反應이 있는 點을 取한다.

治療 : 消毒後 짧은 毫針으로 痛點을 刺激한다. 깊이 刺하면 軟骨組織에 達한다. 耳後의 皮膚를 貫通하지 않는 것을 原則으로

한다. 手法은 一般的으로는 瀉法. 術後 置針 20~60分해서 좋다. 置針中은 每 10~20分에 左右로 捻轉한다. 慢性病에는 皮內針을 痛點에 넣어서 좋다. 置針하기 3日에서 7日間.

  適應症：手術後, 外傷, 炎症에 依한 疼痛, 神經痛 其他 류마치, 軟部炎症, 喘息, 不眠症,
高血壓, 胃潰瘍, 皮膚病, 流行
性感冒, 말라리아, 小兒麻痺,
百日咳, 脾臟肥大, 癲癇, 陣痛
不足, 月經痛, 帶下等, 標治法
으로 낫기 어려운 疼痛 等에는
試해서 著効를 奏하는 수가 많
다.

  禁忌：畏針하는 者, 過勞時,
産後貧血, 身體虛弱者, 婦女妊

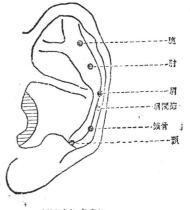

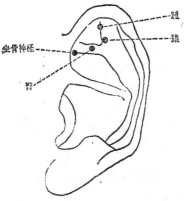

下肢反応点 · 治療点

内臓反応点 · 治療点

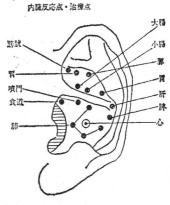

娠時.

注意 : 耳朶의 形에는 甚히 個人差가 있듯이,　壓痛點도 相當히 個人差가 있는 것 같다.　때문에 敎科書에 따라서,　相當히 어느 部位에 對한 連關點이 다르게 쓰여져 있다.　圖는 大體의 位置로 생각해서.　患者마다 事實 부딪쳐 보는 수밖에 별 수 없다. 右와 左의 反應點이 다른 수도 있다. 거기를 取穴하면 된다.　또 一耳朶에서 二點上을 取穴해도 좋다.

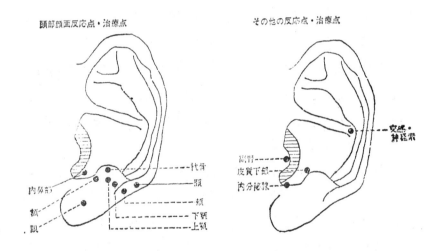

最近 우리들이 認知한 滋味있는 事實은 壓診이나,　通電量測定과 같은 刺激을 加하지 않고,　適當한 周波數의 싸인 波를 極히 微量 各點에 接觸하는 것에 依해서,　耳診點의 位置를 定할 수가 있다.

그 詳細는 後에 發表할 豫定이다.

第14章　良導絡治療

中谷義雄氏는 昭和 25年, 一例의 腎疾患患者로 下肢의 皮膚通電抵抗을 測定中, 中國의 古典에서 말하는 "腎經"上에 通電抵抗이 낮은(通電量이 增加하고 있는) 一定한 絡狀의 系統을 發見하고, 이것을 良導絡이라고 命名했다. 또 이 良導絡中에 다시 數많은 通電抵抗이 낮은 點(良導點)을 發見했다. 그 後 여러 가지의 疾患에 對해서, 同樣으로 經絡과 相似한 十二의 良導絡을 證明할 수 있었다.

다시 中谷氏는 四肢의 主要한 穴(五行穴)의 通電量의 平均値와 相似한 通電量을 示하는 穴이 中國古典의 原穴에 該當하는 것을 統計的으로 算定하고, 이것을 各 良導絡의 代表測定點으로 했다.

臨床上에의 이것의 利用으로서는

① 電氣測定器를 使用해서 代表測定點(左右 計 24個所)의 電氣抵抗을 測定한다. 그 値를 專用 그래프式 카르데에 記入하고, 左右差가 甚한 것, 全部의 代表測定點의 通電量의 平均値보다 동떨어진 것을 찾아낸다.

② 이렇게 해서 異常이 있는 良導絡이 發見되면, 이것이 平均化하는 針灸處置를 施한다. 그 處置로서는 主로, 通電量이 적은 良導絡에 對해서는, 그 良導絡의 興奮點(五行穴의 母穴에 該當한다.(을 通電量이 많은 良導絡에 對해서는 抑制點(子穴에 該當한다.)을 刺激한다는 方法이다.

③ 局所的으로는 罹患部位의 良導點의 通電抵抗을 測定해서, 主

平均値	H1肺 左/右	H2心包 左/右	H3心 左/右	H4小腸 左/右	H5淋巴管 左/右	H6大腸 左/右	F1脾 左/右	F2肝 左/右	F3腎 左/右	F4膀胱 左/右	F5胆 左/右	F6胃 左/右	平均値
160 150 140 130 120 110 100 90 80 70 60 55 50 45 40 35 30 25 20 15 10 5	190 180 170 160 150 140 130 120 110 100 90 80 70 65 60 50 45 40 35 30 25 20 15 10 5	170 160 150 140 130 120 110 100 90 80 70 60 55 50 45 40 35 30 25 20 15 10 5	140 130 120 110 100 90 80 70 60 55 50 45 40 35 30 25 20 15 10 5	170 160 150 140 130 120 110 100 90 80 70 60 55 50 45 40 35 30 25 20 15 10 5	200 190 180 170 160 150 140 130 120 110 100 90 80 70 65 60 55 50 45 40 35 30 25 20 15 10 5	200 190 180 170 160 150 140 130 120 110 100 90 80 70 65 60 55 50 45 40 35 30 25 20 15 10 5	160 150 140 130 120 110 100 90 80 70 60 55 50 45 40 35 30 25 20 15 10 5	130 120 110 100 90 80 70 60 55 50 45 40 35 30 25 20 15 10 5	140 130 120 110 100 90 80 70 60 55 50 45 40 35 30 25 20 15 10 5	130 120 110 100 90 80 70 60 55 50 45 40 35 30 25 20 15 10 5	150 140 130 120 110 100 90 80 70 60 55 50 45 40 35 30 25 20 15 10 5		150 140 130 120 110 100 90 80 70 60 55 50 45 40 35 30 25 20 15 10 5
興奮点	H13 (大淵)	H21 (中衝)	H31 (少衝)	H43 (後谿)	H53 (中渚)	H611 (曲池)	F12 (大都)	F29 (復溜)	F37 (陰谷)	F41 (至陰)	F52 (侠谿)	F65 (解谿)	興奮点
抑制点	H18 (尺沢)	H23 (大陵)	H31 (神門)	H48 (小海)	H53 (天窗)	H611 (二間)	F12 (商丘)	F22 (行間)	F31 (湧泉)	F43 (束骨)	F57 (陽輔)	F61 (厲兌)	抑制点

良導絡 專用 그래프式 카르데

로 通電量이 異常的으로 많은 部位에 針灸處置를 施한다.

詳細는 中外醫學社版: 大阪醫大 兵頭正義敎授著 "痛症의 새로운 治療法——東洋醫學의 近代的 應用"을 參照하기 바란다.

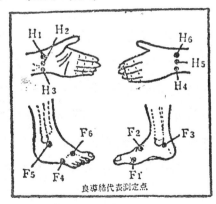

良導絡代表測定点

第15章 生物時間을 應用한 針法

우리들의 몸에는, 所謂 生物時間이라는 것이 있어서, 天體時

間과 거의 同調하고 있다. 거의라는 것은, 文明社會에서는, 夜間에 電燈을 켜거나, 冬節에 暖房을 하거나, 天然 自然의 리듬을 破壞하는 것 같은 生活을 하고 있다. 따라서 野性의 動物과 같은 完全한 生物時間은 保持되어 있지 않다. 그러나 그래도, 여러 가지의 代謝現象이나, 神經系, 內分泌系의 리듬에는, 天地의 運行에서 얻은 一日, 一月, 一年의 리듬은 相當히 잘 남겨져 있다.

植物等에서는, 두터운 잎을 가지는 가란고에는, 아침에 開花하고 밤에는 오무린다. 어두운 방에 두어도 그 리듬을 反復한다.

한편 많은 動物에게서는, 時間을 外界에 맞추어서 調節하는 能力도 가지고 있다 1938年에 시카고大學의 크라이트만과 리챠드손 兩氏는 켄터키의 巨大한 洞窟에서 32日 지내고, 一日을 28時間으로 定하고, 19時間 일어나고 9時間 잤다. 檢査의 結果, 23歲의 리챠드손은 그 周期에 順應하고, 43歲의 크라이트만은 失敗했다고 한다.

野生의 動物에서는, 一年間에 發情期나 冬眠期가 있는데, 사람에게 飼育되면 이러한 周期도 喪失하고 만다.

옛날 中國人은, 只今의 사람들보다 훨씬 自然的인 生活을 하고 있었던 緣故인지, 素問 等에는 天地運行과 疾病現象의 關聯에 對해서 詳細한 觀察을 하고 있다.

針灸에 關해서는 이것이 두 가지의 點으로 臨床에 應用되고 있다.

(1) 우리들의 몸에는 正中線을 除하고 十二의 經이 달리고 있는데, 그 中에 氣血의 運行이 있고, 그리고도 時間에 따라서 盛衰

가 있다. 別表는 그 時間의 表이다. 一日 一回 그 臟腑에 關係가
있는 經이 旺한다고 하는 것이다.

이 時間表에는 異說이 있으며, 文明人에게 이 時間이 그대로
맞아 들어간다는 保證은 없다. 첫째 太陽時間과, 우리들이 使用
하는 標準時는, 東京에서 約半時間의 差가 있다.

(2) 歷日에 依해서, 旺하는 穴이 定해지고 있으며, 某日, 某時
에는 特定穴을 治療하는 것이 가장 效果가 있다고 하는 "流注針
法".

우리들의 實驗觀察에 依하면, 여러 가지의 患者가 一日中 特定
時間에 定해서 增惡하는 境遇에, (1)의 旺하는 時間이든가, 或은
그것과 反對의 時間(例하면 아침 다섯 時와 저녁의 다섯 時)에 일
어나는 傾向이 있다.

井穴의 電氣抵抗測定으로, 各經의 治療效果를 콘트롤해 보면,
旺하는 時間에는 影響을 받기 쉽고, 反對의 時間에서는 받기 어
렵다. 例하면, 낮의 12時는 心經을 治療하기에 最適이며 膽經의
治療에는 不適하다. 이 境遇, 心經의 木穴, 即 井穴인 少衝을 治
療한 편이 좋다. 慢性肝炎이 있는 患者로, 膽經에 沿해서 疼痛이
있고, 側胸部에 劇痛이 있었던 患者를 正午 가까이 少衝一穴의
瀉血로 멋지게 고친 일이 있는데, 이 取穴法은, 生物時間의 應用
이다.

肝經, 膽經을 治療하고 싶은 患者를, 한 밤중에 治療하는 것은
實際的은 아니며, 비록 가장 旺한 時間이 아니라도 效果가 皆無

인 理致는 아니다. 그러나, 어느 取穴을 해서 그 效果가 意外로 期待에 어긋나는 境遇는, 이러한 時間的 要件도 考慮한 편이 좋다. 어느 醫師가 가끔 頭痛이 있어서 針治를 받았으나 낫지 않았다. 그 아들이 밤에 百會에 指壓을 했더니 輕快했다. 다음에 再次 頭痛이 일어났을 때, 스스로 百會에 指壓했으나 낫지 않았다. 밤이 되어서 再次 歸宅한 아들에게 指壓을 받았더니 簡單히 나은 事實을 이야기하고 있었던 일이 있다. 이 例 等, 같은 穴의 같은 操作이라도 時間에 따라서 效果가 달라지는 하나의 實例이다. ⑵의 流注針法은, 大端히 複雜하며, 追試할 수 있을 것 같지도 않기 때문에, 그 正否는 云云않는다. 이러한 思考方式도 있다는 것

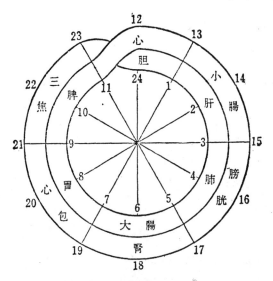

器官時間模型圖

肺(3時—5時)→大腸(5時—7時)→胃(7時—9時)→脾(時9—11時)→心 (11時—13時)→小腸(13時—15時)→膀胱((15時—17時)腎(17時—19時) →心包(19時—21時)→三焦(21時—23時)→膽(23時—1時)→肝(1時—3時

만을 말해 두기로 하자.

詳細한 것을 硏究하고 싶은 분은，　中醫學院編簡明針灸學의　關
關項目을 읽기 바란다.

第16章　六經의　區別에　對해서

古典針灸에서는，　三陰三陽의　六經을　區分한다. 任脈 및　督脈을
除한 十二의　經도　各手와　足의　三陰三陽으로　區分되고 있다.

그런데，한편에서는 十二의　經을　五行으로　區分하는 것도　行해
지고 있다. 이　境遇는 十二經中, 心經과　小腸經을　火經으로　하고
다 같이 그 이웃의　心包經과　三焦經도　火經으로　分類하고 있다.

이　兩者를　다시　區別하기　爲해　相火·君火라고 한다.　實로 不
可解한　組立이다.

各　個個의　經에는　各各　關聯이 깊은　症狀이 있고，實際의　治療
에서　集約하면, 그　主治症은　次表와 같이 된다.

古典針灸術에서는，　脈診 其他를　綜合해서　治療하여야 할　經을
決定한다는 것이　本格的인　治療이다. 그지음 各經의　主治症은　參
考가 된다고　생각되기 때문에 이것을　揭示한다.

第17章 各經의 主要한 主治

經		重要한 適應	三經의 主治對比	三經主治總括
手의 三陰經	太陰肺經	喉·胸·肺	肺部疾患을 主로 한다	手의 三陰經은 胸과 胸部
	厥陰心包經	胸·心·胃·神經症	心胃病을 主로 한다	上腹部 內臟疾患神經症的 愁訴에 좋다
	少陰心經	胸·心·神經症	心·神經症	
手의 三陽經	太陽小腸經	頭·項·眼·耳·喉鼻·神經症·熱病·分泌	顏이나 頭의 背面	頭部·顏面(六官) 頸項部 疾患, 熱病에 좋다
	少陽三焦經	頭·顏·眼·喉·胸脇·熱病	側頭·耳部疾患을 主로 한다	
	陽明大腸經	頭·顏·耳·鼻·口·齒·喉·熱病	頭部 顏面의 正面을 主司한다	
足三陰經	太陰脾經	胃腸疾患·性器·泌尿·膵臟	胃臟을 主로 한다	足의 三陰經은 腹部·內臟疾患 特히 下腹部疾患에 重要, 下半身의 에네르기를 代表
	厥陰肝經	性器·泌尿·胸脇	性器·泌尿를 主로 한다. 肝!!	
	少陰腎經	性器·泌尿·腸·咽喉部		
足三陽經	太陽膀胱經	眼·鼻·頭·耳項部·腰背·肛門·神經病·熱病等	背面 疾患 兪穴로서 內臟을 治療할 수 있다	上下各部를 包括해서 頭·顏·五官을 足部의 穴로 治療, 軀幹臟腑의 主治는 膝以下에 있다.
	少陽膽經	頭·眼·耳鼻·喉·胸脇·熱病·膽囊	側面	
	陽明胃經	頭·顏·鼻·口·齒·喉·神經病·胃腸·熱病	正面·病	

그러면,　何故로 이 十二經만으로 治療方針을 統一하지 않는가
하면,　古人은 身體全體의　連關을 다시 大局的으로 보고 있었기
때문이 틀림없다. 때문에, 各人의 생각에 依해서 陰陽의 對立에
重點을 두고 이 十二經을 利用할 수도 있으며,　三陰三陽의 區分
에 依해서 利用할 수도 있다. 또 五行說을 가지고 十二經을 律해
서 治療해도 좋다.

問題는, 어느 區分이 올바른가가 아니고,　個個의 患者에게 어
떠한 思考方式으로 治療한 편이 보다 有效한가이다.

例하면,　上氣라는 現象에 對해서,　이것이 何經의 變動인가를
弁해서 治療하는 것도 一法이다.　陰陽이라고 하는 두 가지의 對
立에서 陽이 實해서 陰이 虛하고,　下가 冷해서 上이 熱하고 있는
것이라고 생각해서 經에 拘碍 받지 않고,　上半身을 또는 下半身
을 治療해서 足하는 境遇도 있다.

三陰三陽區分으로서 하면,　手의 小腸經과 足의 膀胱經을 一連
의 經으로 해서 呼應해서 取穴할 수도 있다.　例하면 앞에 든 二
原取穴法과 如한 것이다.

그런데,　複雜한 일로는, 湯液家(藥治를 主로 하는 醫師)도, 急
性 熱性 病의 症狀 · 病機를 다 같이 三陰三陽의 區分으로 부르고
있다.　이 三陰三陽과 經絡分類의 三陰三陽과는 一同의 內容이라
는 듯이 解한 記述을 때때로 만나는데,　아무래도 이것은 同名異
物이라고 생각한 편이 좋을 듯하다. 湯液家라도 後世方家는 針灸
家와 거의 같은 樣式으로 三部九候의 脈을 보며,　各藥物의 主治
도 各經絡에 特히 影響한다는 듯이 記述하고 있다.　그러나 例하

-- 107 --

면 九種類의 藥物을 處方했을 지음, A藥은 田經과 丙經과 戊經에 影響한다. B藥은 丁經과 乙經과 壬經, C藥은 庚經과 己經 等等 "引經報使"說에 따라서 생각해도 헛되히 繁雜하며 本質을 쩨른 考察을 할 수 있다고는 생각되지 않는다. 日本의 所謂 古方家는 이러한 處方術을 信賴않고, 葬事지내고 말았다. 나는 이러한 "本格的 後世方家"는 알지 못하기 때문에, 이러한 藥物療法의 方法이 實際所用에 닿고 있는지 어떤지는 云云할 수 없으나, 萬若이러한 方法이 아니면 漢方治療가 안 된다고 하면, 우리들에게는 到底히 漢方의 處方은 不可能하다.

그것은, 經絡이라는 區分도 여러 가지의 思考方式으로 利用되고 있었다고 하는 一例이라고 할 수 있을 것이다.

第4編 鎭痛療法으로서의 針灸

日本에서는 針灸家를 訪問하는 患者의 過半數가 所謂 "神經痛" "류마치" 等의 疼痛을 治療받기 爲해서 온다. 고한다 이 意味에서 針灸는 一種의 페인·크리닉의 役割을 해온 것이라고 할 수 있을 것이다.

現在, 大阪醫科大學 麻醉科에서는 兵頭正義敎授를 中心으로 해서, 페인·크리닉에 各種의 神經 불록等과 함께 針灸術의 技術을 活用해서, 相當한 成績을 올리고 있다. 이 分野에서는 或은 針灸는 將來, 世界各國에 採擇되겠금 될 可能性이 있다.

페인·크리닉에서 主로 使用하고 있는 武器는, 神經불록이다. 이것은 確實히 疼痛의 制禦에 有力한 武器이다. 그러나 모처럼의 불록도 或種의 患者·或種의 疾患에는, 또 어느 境遇에는 利用되지 않는 수가 있다. 兵頭敎授에 依하면, 다음과 같은 境遇이다.

(1) 疼痛이 全身各處에 있어서 불록으로는 制禦하기 어려운 境遇.

(2) 불록을 하면 듣는다는 것을 알고 있어도, 適當한 術者가 없어서 實施할 수 없는 境遇.

(3) 患者가 特異體質로서, 노보카인等 불록에 使用하는 藥物을 使用하지 못하는 境遇.

(4) 患者가 불록의 操作을 恐怖해서 實施하기 어려운境遇. 例하면

初診時.

(5) 불록의 處置自體에서 이러난 疼痛.

(6) 불록을 施할 程度가 아닌 輕微한 疼痛.

이러한 各種의 境遇, 針灸의 鎭痛效果를 應用하고, 또 藥物療法, 神經불록等과 倂用하면, 倂用 안한 境遇보다 크게 成績이 올라 간다고 하는 것이다.

各種의 有痛疾患의 處方例는, 取穴處方集의 項에서 例를 둘어 두었으며, 또 各流派에서 行하는 變法에 對해서는 前編에서 簡單히 紹介했다.

여기서는 各種의 鎭痛處置에 必要한 事項을 빼내어, 讀者의 參考로 供하고저 생각한다.

針灸를 試할려고 하는 患者에, 疼痛을 主訴로 하는 者가 大端히 많은 것은 앞에 記한바 대로이나, 옛날에 比하면 比較가 안될 程度로 進步했을 터인 現代醫學으로도, 疼痛의 問題는 未解決인 點이 많으며, 日常 取扱하는 여러 가지의 患者에게 充分히 滿足을 주고 있지 않다고 하는 것이다.

어떤 患者가 疼痛이나 不快感을 訴하는 境遇에, 醫師는 當然히 그 原因을 追求한다. 그 境遇에, 그럴듯한 原因이 아무리 해도 發見되지 않는 수가 자주 있다. 라고 하는 것은

(1) 原因으로 되는 器質的 變化(炎症·癒着·血行障害·變性·腫瘍等)이 比較的 輕微했거나, 또 現代醫學的 診斷法으로 發見하기 어려운 部位에 있거나, 開腹하거나, 開頭하거나, 病理解剖 等을 하면 當然 알 수 있을 터인데, 그것을 못하는 境遇.

(2) 心理的인 要素가 作用해서, 實際 그런 疼痛을 訴할 理가 없는

疼痛을 訴하는 境遇. 家庭의 不和, 交通外傷과 같은 補償問題가 얽힌 境遇, 軍隊에 들어간 兵士와 같이 病에 依해서 軍務를 쉬거나, 或은 除隊를 할 수 있을지도 모르는 境遇等.

⑶ 患者가 異常的으로 神經質이어서 過敏하는 境遇.

⑷ 여러 가지의 原因이나 誘因, 例하면 疲勞·榮養의 偏寄·體質·旣往症·焦點 其他가 複雜하게 얽혀 있는 境遇.

⑸ 檢査를 하면 어떤 病理的 變化가 發見되는데, 그것은 眞實한 原因이 아니고 숨은 原因이 있는 境遇. 이 境遇 外見上의 原因의 治療를 질질 意味없이 行하는 것은 病狀을 더 複雜하게 알 수 없게 하는 수가 자주 있다.

⑹ 詐病 또는 意織的으로 疼痛을 誇張한 境遇. 例하면 모르히네 中毒患者法.

患者가 醫師에게 治療를 要求하고, 治療費를 支拂하는 것은 勿論 自己로서도 낫고 싶기 때문이지만, 意識上으로는 病으로부터 解脫하고 싶다고 하면서도, 無意識上으로는 逆으로 病에게 겨안기기를 甘受하는 「神經症」도 있기 때문에 問題는 뒤엉키어진다. 京都의 疼痛硏究所의 永山博士가 페인크리닉으로 治療한 患者의 治療後의 模樣을 問議한즉, 數例의 患者는 他部分에 病, 疼痛이 일어나면, 前의 痛症은 낫고 말았다고 答했다고 한다. 이러한 "醫師의 단곤型"의 患者도 確實히 있는 것 같다.

때문에, 어떤 愁訴가 어떤 治療로 어느 程度 有效한가 라는 것을 調査하는 것은 어렵다. 通院하고 있든 患者가 오지 않게 된 것이, 낫아서 滿足한 것인지, 참을수 있는 程度로는 되었는데 그 以上 좋아지지 않기 때문에 斷念하고 있는 것인지, 딴 醫師에게

轉醫한 것인지, 낫지 안는가, 죽었는가 알 수 없다. 앙케이트를 보내도 答이 없는 患者에 問題가 있다. 낫아서 感謝하는 患者만 잘 暗記하고 있어서, 自己의 治療의 效果를 判斷하는 것은 獨善的이다. 그러한 獨斷的인 사람은, 自己는 100% 고쳐 보인다는 것을 말하기 쉽다. (患者에게 暗示를 주기 爲해서 말하는 것은 좋으나, 정말로 그러한 壯談을 吐하는 것은, 참말과 거짓말의 區分을 못하는 사람이다.)

針灸가 或種의 痛症에 有效한 것은 事實이다. 그러나, 모든 種類의 痛症에 有效하다는 理致는 아니다. 一般的으로 말할 것 같으면 機能的인 痛症, 例하면 充血·鬱血等의 循環障碍에 依한 痛症等에는 卽效的으로 잘 듣는데, 器質的 變化가 있는 境遇, 例하면 다같이 循環障碍라도 血管의 狹窄 때문에 이러나고 있는 레이노氏病과 같은 것에는 듣기 어렵다.

針灸를 어느 期間 行해서, 그 效果를 觀察하고, 適應症이 아닌 것, 或은 他의 治療法이 必要한 것, 또는 檢査를 必要로 하는 것 等을 區別할 必要가 있다. 例하면, 腰痛을 訴해 와서(夜間痛) 治療에 依해서 若干 回復의 傾向이 있으면서, 一進 一退하고 있는 例에 血液檢査로 梅毒을 發見하고, 그 治療를 倂用해서 낫은 것, 脊柱의 X레이 檢査에 依해서 癌의 轉移를 證明하고, 結局慰安的 療法으로서 針灸를 行한 것(癌에는 無力하지만 疼痛에 對해서는 相當히 效果가 있는 수가 많다.), 基礎代謝의 測定에 依해서 甲狀腺機能低下가 있는 것을 알고, 그편의 治療로 낫은 것 等이 있다. 患者 또는 術者가 針灸의 效果를 過信하는 나머지, 他의 治療를 必要로 하거나, 或은 他의 治療의 倂用도 考慮하여야 할 境

遇,　헛되게 針灸만을 慢然하게 行하는 일이 없도록 하지 않으면
안 된다.

　또 逆으로, 大學院病院等에서 疼痛의 原因을 精査받고 "그럴만한
治療"를 續行하고 있는데도 愁訴가 一進一退해서 治癒않는 例로,
針灸治療를 行해서 意外로 簡單하게 낫고마는 例도 確實히 있다.
이것은 上述한 것 같이 檢査는 올바르게 行해졌으나,　그 價値判
斷을 잘못하고 있었던(即 眞正한 原因이 아닌 것에　對해서 治療
하고 있었다)가,　一般的으로 現代醫學의 시스템의 盲點인 專門家
가 自己의 專門外의 것에 無關心하기 때문에 기우려진 判斷을 하
고 있었든가, 이것도 現代의 醫療의 通弊인데,　機能病理學的 診
斷과 治療에 缺하고 있기 때문에(例하면 心身症的인 愁訴를 器質
的 疾患으로 잘못 보고 無用한　侵襲을 加하는 것과 같은) 等의
「誤診」이나 「誤治」가 있었다고 하는 것일 것이다.

　나는 그런 意味로서, 針術의 針은 一種의 生物學的 존데로서,
病의 本體를 探索하는 消息子로서 생각해도 좋다고 생각한다.

　一般的으로 針灸를 行하면, 疼痛은

(1) 大端히 빠르게 輕快하는 것

　(ㄱ) 그리고 그대로 낫는 것

　(ㄴ) 一時的 輕快일뿐, 再發하지만 그 程度가 가볍고,　治療의
　　　反復에 依해서 全治하는 것

　(ㄷ) 輕快는 하지만, 亦是 再發해서 낫지 안는 것(器質的 疾患
　　　이 原因한 것)

-- 113 --

(2) 治療後 一時 惡化하는 것

(ㄱ) 그後 輕快하는 것. 이 境遇, 功을 서둘러서 治療를 加重
하지 않고, 刺戟量을 줄이거나, 治療間隔을 더하거나 하면
좋다. 患者에게는 一過性의 增惡은 도리어 좋은 境遇가 있
다고 說明하면 좋다. 때로는 그 一時的 惡化는 治療와는
關係가 없이 偶然의 一致인 수도 있다. 左右間 잘 說明하
지 않으면 患者의 治療에 對한 信用을 喪失하는 수가 있다.

(ㄴ) 惡化를 繼續하는 것. 이것은 治療法의 不適當이거나, 疾
病의 不適應疾 때문이다.

(3) 效果가 없는 것

(ㄱ) 不適應症

(ㄴ) 治療가 拙劣한 境遇

(ㄷ) 患者가 甚하게 針灸에 不安이나 不信感等을 갖는 것

(ㄹ) 心因性의 疾病이 있는 것. 例하면 히스테리, 補償노이로
제, 이것은 그러나, 方法에 依해서는 效果를 나타내는 수
도 있다.

(ㅁ) 慢性病에서는 治療를 시작해서부터, 數日, 때로 數週間
거의 效果가 없는듯이 보이다가, 차츰 效果가 나타나는 境
遇가 있기 때문에, 期間을 限定해서 經過를 觀察할 것을
豫告하는 것도 一法이다.

　　難聽·色盲等에 效果가 있는 것이 報告되고 있는데, 三
週間 또는 一個月의 治療後에 改善狀態를 檢査하면서 治療
를 續行해야 할 것이다. 疼痛에 對해서도 頑固한 것에는,

이러한 用意가 必要하다.

疼痛, 또는 一般的으로 不快感을 針灸로 取扱하는 데는, **總論**에서 述한 것 같은 것을 注意해서 하면 좋으나, **臨床的**으로는 다음과 같은 **注意**가 必要하다.

(1) 旣往症 · 只今의 愁訴의 始初 · 持續 · 只今까지 **받은 治療**와 그 效果 · 生活 · 環境 · 食餌習慣等에 對해서 잘 **問議**해 두면 治療의 參考로 된다.

(2) 疼痛의 部位 · 偏側인가, 兩側인가, 一日中 起伏이 있는가, 有痛部가 不定인가, 一定한 運動이나 體位와 關係가 있는가.

(3) 壓痛點의 分布, 或은 有痛部를 壓해서 아픈가, 壓하면 **氣分**이 좋은가.

(4) 疼痛과 同時에 있는 他症候, 例하면 發熱 · 嘔吐 · 下痢等等.

(5) 西洋醫學的인 檢査所見

第1章 鎭痛處理로서의 針灸의 要件

(1) 適應症인가 어떤가를 判別한다. 모를 때는 一應 處置해 보고 그 反應 · 效果를 觀察한다.

(2) 取穴(于先 標治法을 試하는가, 本治法부터 시작하는가)

(3) 刺戟의 量(取穴數 · 刺戟時間 · 手技等)

(4) 刺戟의 質(어떠한 刺戟方法을 試하는가)

(5) 治療의 間隔

(6) 其他 一般의 注意(食餌 · 入浴 · 運動 · 休養 · 生活等)

(7) 併用하여야 할 治療의 選擇

等이다. 여기서는 取穴을 主로 해서 取扱해 보자. 第一로 一般的
으로 잘 行해지는 것은

(A) 局所取穴이다.

痛症이 있는 場所에 人工的으로 痛症을 주면 止痛이 된다는 異
常한 現象은 옛부터 世界各地에 알려져 있었다. 처음은 呪術에서
시작했는지도 모르지만, 確實히 이것도 한가지의 鎭痛法이다. 局
所治療로서는, 痛處를 暖한다, 冷한다, 주무린다, 쓰다듬는다,
藥을 貼付한다 等의 溫和한 方法도 있다. 그러나, 이러한 "領帶
治療"가 아니고, 點狀의 穴을 刺激한다고 하는 것이 中國의 針灸
術의 한가지의 特徵이 있다.

患者의 疼痛을 느끼고 있는 部位에 壓痛點을 求해서, 거기를
刺戟하는 方法은, 針灸術의 가장 基本的이며 原始的인 方法이다.
中國에서는 이러한 穴을 "阿是穴"이라고 말하고 있다. 이러한 經
驗的인 取穴이 集積된 것이, 現在의 經穴로 된 것일 것이다. 때
문에, 所謂 正穴以外에도 찾으면 無數하게 奇穴이 있을 터이다.

阿是穴 取穴에 對해서 二三가지 注意點

(1) 赤羽幸兵衛氏는 皮內針을 主로 해서 使用하고 있는데, 疼痛
部에 取穴하는 方法으로서, 患者가 가장 痛症을 느끼는 體位를
取하게 하고, 그 位置에서 가볍게 有痛部를 壓迫해서, 가장 痛症
을 느끼는 點에 標를 하고, 거기에 皮內針을 刺하는 것을 勸하고
있다. 이것으로 痛症이 止息 않을 것 같으면, 同樣으로 해서, 第

二의 壓痛點, 第三의 壓痛點을 取穴하고, 　數個所에 皮內針을 留置한다. 이들의 點의 部位는, 반드시 成書에 있는 經穴이 아니라도 支障이 없다.

(2) 井上惠理는 "知熱灸"라는 方法을 提唱했다. 이것은 關節痛等의 境遇, 炎症에 依한 發赤·浮腫이 있는 部分의 周圍에 一線을 긋고 이것을 둘러싸서, 그 線上에 約 2~3센치 間隔으로 灸를 2~3點 뜬다. 그 뜨는 法은 患者가 熱을 느끼는 瞬間에 뜸쑥을 除去하는 程度로 좋다고 한다.

(3) 術者에 따라서는 皮膚上을 强하게 指壓하고, 壓痛의 著明한 點에 取穴하는 者도 있다. 이것은 (1)의 方法에 比較해서, 오히려 深部知覺의 異常을 찾는데에 適當한 方法이다.

(4) 最近에는, 電氣抵抗을 測定해서, 局所的으로 抵抗이 낮은 點을 求해서, 治療點으로 하는 方法을 쓰는 術者도 많다. 中谷氏의 良導點, 石川氏의 皮電點等.

皮膚抵抗은 測定에 時間이 걸리면, 빵크를 이르키기 때문에 不確實하다는 者도 있다. 이 빵크나기 쉬운 것을 逆으로 測定해서, 背部의 兪穴을 比較하고, 變化가 많은 部分을 治療할려고 하는 試圖를 하고 있는 者도 있다.

이들의 變化는 오히려 皮膚表層의 變化를 測定하기에 안성맞춤이며, 灸·皮內針等의 治療點을 求하기에 좋다고 七條晃正氏는 主張하고 있다.

(5) 術者에 따라서는, 皮膚를 輕擦하고 指頭로 皮膚表層에서 微微하게 觸知되는 點狀의 硬結을 目標로 해서 取穴하는 者도 있다.

(6) 韓國의 김봉한의 硏究에 依하면 皮膚上에서, 或種의 染色되는 點狀의 組織이 있고, 이것을 봉。한 小體라고 부른다. 이것이 經穴의 本體이며, 이것과 連結하는 봉。한管이 經絡이라고 하는 說을 發表하고 있다. 此種의 染色法이 改良되어, 特殊의 小體가 容易하게 檢出되어, 그것이 感受體로서 特殊한 意味가 있는 것이 證明되면, 이 方法도 表在刺激點의 發見에 所用된다고 생각한다.

(7) 내가 딴곳에서 述했듯이, 過敏과 知覺低下, 筋의 過緊張과 低緊張은, 臟內體表反射의 連續한 二相的 變化이다. 때문에, 有痛部(또 其他의 體表에서라도)의 反應點은 硬結·過敏 뿐만 아니라, 陷下, 鈍感點 或은 壓해서 氣分좋은 點으로서도 檢出할 수 있다. 事實, 背部의 兪穴等에서는, 몸을 움지기면 筋肉의 一部의 凹部가 나타나는 境遇도 많다. 이들도 取穴의 하나의 目標로 된다.

有痛部를 壓해서 不快한 것을 "實痛"이라 하고, 氣分좋은 것을 "虛痛"이라고 稱해서, 手技를 區別해야 한다고 하는 術者도 있다. 一般的으로 虛痛쪽이 弁別에 困難하며, 鎭痛에 데리케이트한 손짐작이 든다.

(8) 獨逸에서 말하는 結合織 맛사지와 같이 皮下組織도 刺激의 對象이 된다. 鹽澤幸吉氏의 挫刺도 그 하나의 方法이며, 局所療法으로서 有效하다.

우리들은, 有痛部의 皮膚를 指頭로 접어서, 局所的 浮腫感이 있는 部分을 目標로 해서, 皮膚를 접어올려, 스텐레스綱의 彈力

-- 118 --

이 있는 잘 안뿌러 지는 長針으로 皮膚를 穿透하고, 數分間 置針해서, 急速히 拔去하는 一種의 瀉法을 잘 使用한다. 이것은 顔·肩等의 疼痛에는 應用하면 좋다.

(9) 肩凝症, 腰痛, 頭痛等으로, 局所가 充血하거나, 毛細靜脈의 鬱血이 보이는 境遇, 穴을 가리지 않고, 그 毛細靜脈 또는, 그 領域에서 瀉血하는 것도 鎭痛療法의 一法이다. 자주 著效를 奏한다. 炎症의 初期·打撲傷의 疼痛에도 瀉血은 鎭痛的으로 作用한다.

第2章　鎭痛療法에 있어서의 移行斷區
(샤이트의 說의 應用)

한브르크大學의 人類學硏究所의 샤이트敎授는 針術의 奏効原理에 獨自의 解釋을 付與하고 있다.

그리고 內臟痛에 對해서, C_8, L_2의 "移行斷區"에 刺激을 加하는 것의 意味를 重視하고 있다.

明治時代에, 西洋醫學을 배운 醫師로서는 드물게 針術에 興味를 가지고, 獨自의 針術을 硏究해서 一派를 이룬 大久保適齋는, 頸部와 腰部의 "交感神經手術"이라고 稱하는 針法을 考案했다. 그가 提唱하는 手技가 事實, 交感神經節에 直接刺激을 줄 수 있는가 어떤가는 疑心스러우나, 꼭 그 手技는 샤이트가 말하는 移行斷區刺激에 相當하는 것은 滋味있는 일이다. 그는 從來의 針術에서 三百餘穴이나 穴을 設定하고 있는 것을 不必要라 하고, 겨우 十數穴의 取穴로 治療하고 있는데, 追試해 보면 그와 같은 方式도 鎭痛處置로서 相當한 效果가 있는 것을 안다.

우리들은 腰部에는 韓國製의 허리가 强한 鐵의 長針을 써서, 打針法으로 刺入하고, 必要하면, 그 針柄에 施灸를 倂用하고 있다. 內臟痛·腰痛等에는 應用하기에 足한 方法이다.

第3章 拮抗刺戟

局所刺戟도 勿論 鎭痛處置로서 有效한 方法이다. 그러나, 그것만으로는 針灸治療는 할 수 없다. 其他의 高等戰術이 있다. 그 하나는, 몸의 拮抗性을 利用하는 取穴이다. 그 拮抗性에도 여러가지의 페턴이 있고, 各流家에 따라서 各其 獨得한 方法이 있는 것 같다.

(1) 左右의 拮抗

疼痛이 一側에 있는 境遇에는, 通常 痛症이 있는 側의 局所에 標治法을 行하는 수가 많다. 그러나 一側治療를 오래 하고 있어서 效果가 올라가지 않을 것 같으면, 局所治療를 中止하고 反對側治療로 代替하면 좋다. 或은 最初부터 反對側治療로 해서 좋은 境遇도 있다. 그것은 痛症이 虛痛의 境遇이다. 어느 쪽을 治療한 편이 좋은가는 試行錯誤法(해보고 안되면 바꾼다)으로 좋다.

古典에 있는 巨刺는 一經의 一側의 病에 對해서 他經의 正經을 利用하는 方法, 繆刺는 他側에서 經에 關係없이 刺絡하는 方法이라고 한다. 奇經治療도 흔히 反對側에 行해서 좋은 수가 많다.

(2) 上 下

頭痛의 境遇, 立位로 足의 膀胱經에 治療하는 것도 一法이다. 委中(膀胱)의 瀉血·崑崙(膀胱)이나 中瀆(膽)의 刺激等도 잘

든는다. 膽經에서는, 環跳와 陽陵泉을 一組로 해서 置針하는 것
도 나의 常用處方이다. 扁桃炎의 境遇에는, 腎經의 復溜의 施灸
도 痛症에 頓挫的으로 作用하는 수가 많다.

奇穴이지만, 精神錯亂에 足의 兩拇指를 묶어서 그 사이에 灸하
는 方法이 쓰여 있다.

또, 腰痛에 人中(任), 坐骨神經痛에 耳診點을 單獨으로, 또는
他穴과 짜 모아서 使用해도 좋다.

(3) 腹 背

腹部의 痛症에는 背部의 膀胱經의 要穴을 使用하고, 背部의 痛
症에는 腹部取穴을 하는 수가 있다. 兩者를 倂用해도 좋다(兪募
穴 倂用法). 또 督脈과 任脈도 拮抗的으로, 或은 모이어서 取穴
하면 좋다.

腰痛에, 中脘(任), 關元(任), 背痛에 膻中(任)과 心包經의 要
穴, 要하면 大椎(督)·百會(督)을 倂用하는 것은, 慢性病에 많은
三焦虛에 잘 든는다. 이 짜임세로 頑固한 腰痛이 낫는 수도 있다.

(4) 四肢와 軀間에도 或種의 拮抗性은 있다.

四肢의 疼痛이라고 해서, 運動器의 疾患뿐만 아니라, 內臟疾患
의 連關痛의 곳도 많다. 이 境遇는, 軀幹의 要穴이 必要하다. 또
軀幹의 疼痛은, 四肢로부터의 刺激으로 잘 干涉되는 境遇가 많으
며, 그 聯關性에 對해서의 諸法則을 알아둘 必要가 있다.

例하면, 面口의 病은 合谷(大腸), 項頭의 病은 列缺(肺), 腰背
의 病은 委中(膀胱), 胸腹의 病은 三里(胃)라고 하는 것도 하나
의 處方例이다. 奇經八脈을 八穴의 짜임세로 治療하는 것도 하나

의 方法이다.

이 思考方式을 擴大해서, 手와 足의 三陰三陽의 짜임세와, 頭部 (이것도 어떤 意味에서는 四肢이다)의 連關穴의 配合으로 治療하는 것도 하나의 型이다. 이 點에서 經絡의 交點, 特히 任脈 督脈의 交點과 四肢를 짜모아서 取穴하는 것도 하나의 有效한 處方規準이다.

例하면, 胃腸의 病으로 頭痛하는 데에 合谷(大腸原)과 豊隆(胃絡)과 頭維(胃) 또는 神庭(督)等을 짜모운 取穴은 네가 常用하는 處方이다.

(5) 陰　陽

陰과 陽의 에네르기는 健康時에는 調和하고 있을 터인데, 疾病時, 또는 疾病의 前段階에서는 그 調和가 깨어저서, 陰이 虛하고 陽이 實하거나, 陰이 實하고 陽이 虛하거나 한다. 그 境遇 針灸에서는, 陰經을 主로 해서 治療하는가 陽經을 治療하는가, 어느쪽을 補하고 어느쪽을 瀉하는가의 配合에 留意한다.

慢性病, 또는 身體의 虛弱한 患者, 神經이 날카로운 患者等에서는, 이 配合을 잘못하면 낫을듯 하면서도 여간해서 고치기 어렵다.

(6) 五　行

五行의 相生相克을 利用하는 治療도 針灸의 高等 戰術의 하나이다.

針灸의 診斷學에서는, 局所的인 變化도 全體的인 體系의 하나의 示現이라고 하는 根本的인 思考方式 Mens tota in totoet tota in qualibet parte. "精神은 全體의 中에도, 如何한 部分의 中에도 온전히 存在한다. (봐레리)「꿈」"이라는 原則이 있다. 때문에 "胃" 의 病은 "胃經"에 나타나고, "胃經"으로 治療한다고 하더래도, 그 胃經內에 全經絡의 縮小型이 있고, 全經絡의 序列이 胃經을 支配한다고 하는 前提의 위에 서 있는 것이다. 때문에 胃經의 治療를 他經을 利用해도 할 수 있으며, 胃經을 利用해서 他經을 治療해도 좋다. 이러한 部分과 全體의 觀察法은 一見 不合理한 것 같으면서도 참으로 合理的이며, 即事的이다. 臨床의 面에서 脾虛 (消化器關·機能의 衰退)라고 診斷하면, 脾經을 利用해서 治療해 도 좋고, 膀胱經上의 "斷區"를 利用해서 脾兪에서 治療해도 좋고 肝經의 瀉에 依해서, 이것을 治療해도 좋다. 여러 가지의 攻手가 있다. 事實 鈍才의 덮어놓고 식의외움으로 治療해 보아도 잘된다 고는 限하지 않는다. 身體의一部와 他의 部分의 協調性과 拮抗性 (干涉)은, 여러 가지의 狀으로 나타나기 때문에, 그 "機"를 判 斷해서 區別使用한다고 하는 것이 重要하다. 五行說은 하나의 哲 學이며, 하나의 哲學으로 臨床을 云云하는 것은 愚鈍한 짓이라고 現代의 사람은 생각하기 쉽다. 中國의 五行說이 醫學中에 生殘하 고있다고 하는 意味는, 그 形式主義가 實用에 適하기 때문은 아 니며, 오히려 生體의 拮抗—協調의 矛盾을 이러한 形으로 整理해 서 臨機應變으로 利用하는 것이 實用的이기 때문인 것이다.

　이러한 立場으로 五行의 拮抗을 利用하면 좋다.

第4章 刺激의 一般的 作用

冷水摩擦이라든가, 日光浴이라든가, 體操라든가를 持續的으로
行한 때와 同樣으로, 針灸와 같은 刺激을 計劃的으로 持續해서
行하는 것은, 一種의 强壯作用·호메오스타시스促進作用이 있다.
이것은 勿論, 取穴과는 關係가 적고, 刺激에 對한 生體의 反應이
適度로 行해지는 것이 原因이다.

또, 모든 治療操作에 對해서 말할 수 있는 것이지마는, 暗示作
用도 이 一般作用의 中에 枚擧되어서 좋을 것이다. 術者가 有名
하고, 그 治療의 評判이 大端히 좋을 때에는, 術者에게 그런 意
志가 있든지 없든지間에, 被術者는 무엇인가의 意味로 治療的인
暗示를 받는다. 痛症自身이 相當히 情緒에 關係가 깊은 것이기
때문에, 그 治療에 暗示가 미치는 影響은 無視할 수 없다.

이들의 一般作用의 中에서, 穴의 如何를 不問하고 强刺激을 준
다는 것은 特別히 意味가 있는 듯하다.

針灸術을 솜씨있게 行한다는 것을, 可及的 아프지 않게, 患者
에게 快感을 주어서 最大의 效果를 주는 것이다 라고 一般的으로
생각하기 쉽다. 文明人은 一般的으로 神經이 過敏하며 참을性이
없기 때문에, 痕跡이 남는 灸나, 아픈 針을 좋아하지 않는 것도
事實이다.

그러나, 一面 痛快하다는 말이 있을 程度로, 極히 뜨거운 湯이
나, 사우나바스에 들어가거나, 뜨거운 灸를 참고 뜨거나 한 後의
爽快感은 特別하다. 痛症이 있는 患者가 偶然히 他病에 걸려서,

他部分에 痛症을 느끼면 只今까지 있었던 痛症을 잊어 버린다는 現象은 確實이 있다. Similia similibus curantur. "닮은 것이 닮은 것을 고친다"라는 호메오파디의 原則이, 痛症에 對해서 恒常 들어맞는지 어떤지는 疑問이지만, 아픈 灸의 편이 아픈 病에 보다 잘 듣는 患者도 있다는 것은 事實이다. 그것이, 腦下垂體・副腎系를 介해서 이러나는가, 大腦의 制止・脫制止의 機構를 介해서 이러나는가, 心理的인 干涉에 依하는 것인가 알려져 있지 않으나 있을 수 없는 일은 아니다. 例하면 針灸術만이 아니고, 關節炎의 疼痛에 對해서 高張糖液의 動脈內注射를 行해 보면, 천천히 注射 自身의 痛症은 편하지만, 낫지 않는다. 可及的 빨리 注射하면 熱傷과 같은 劇痛을 느끼지만, 關節에 即效가 있는 수가 많다.

이러한 刺激方法을 患者가 좋아하는가 어떤가 라는 것은 別問題로, 한번으로 골탕 먹고 두번 다시 그 醫師의 治療를 받지 않는 사람도 있다. 結果的으로 보아서, 좀 더 하면 낫는데 고치지 못한다고도 할 수는 없다.

여기가 臨床醫의 어려운 곳이다. 病을 고치기 爲해서는, 낫을 것 같으면 多少 不愉快한 治療도 患者에게 참고 견디게 하여야 되지만, 患者와 이 點에 對해서 折衷이 되지 않으면 할 수 없다. 針灸家는, 刺激의 强弱, 特히 患者에게 주는 痛症을 손어림으로, 사람을 보고, 時期를 보아서 適當하게 增減하는 것을 銘心해 두지 않으면 안 된다.

針灸의 效果에는, 特히 疼痛에 對한 效果에는, 相當히 이와 같은 一般的 效果가 있다고 생각된다. 이것은 初心者에 있어서 便

-- 125 --

利한 일이지만, 이것만을 依賴하고 있으면, 取穴의 妙, 手技의 妙를 잊기 쉽게 되고, 治療가 만네리즘에 陷入하기 쉽다. 아프지 않는 針도, 뜨거운 灸도, 即効性이 있는 手技도, 本治法的인 治法도 適當하게 區別使用해서, 治療成績을 보다 좋게 하는 것에 努力하지 않으면 안 된다.

疼痛治療에 銘心해야 할 臨床的 着眼

(1) 一回의 治療로 多少나마 痛症이 輕快하면, 相當히 長期의 治療를 받는 것이다. 이 意味로 標治法은 重要하다.

(2) 患者는, 一回의 治療로 可及的 全部의 痛症을 治療받고 싶어서 取穴數를 많게 하도록 要求하는 수가 많다. 어느 程度는 希望에 따라야 하지만, 그 때문에 治療가 過度하게 되지 않도록 베이스를 지키지 않으면 안 된다.

(3) 때로는 局所療法을 뒤로 돌리고, 所謂 循經治療를 于先 試하고, 局所療法 없이도 어느 程度 局所의 疼痛이 낫는가를 試해서 生體의 關聯性을 배우면 좋다.

(4) 取穴은 一穴一穴 正確하지 않으면 안되지만, 同時에 二·三의 穴을 짜모아서 取穴하면 一穴取穴과 같은, 또는 그 以上의 效果가 얻어진다. 이러한 取穴의 짜모임을 배우는 것도 鎭痛療法에 必要한 일이다. 이 책에서는, 그러한 짜모임새의 效果가 있는 取穴法을 可能한 限 들어 두었다.

(5) 疼痛의 程度가 甚하다고 하는 것은, 반드시 그 疼痛이 針灸의 適應症이 아니라고 하는 것은 아니다. 事實 相當한 劇痛이 針灸로 迅速하게 낫아가는 境遇가 자주 있다.

그러나 한번은 輕快한 疼痛이, 몇번 있어도 再發할 때는 警戒하지 않으면 안된다.

(6) 疼痛이 强하기 때문에 强刺戟으로 興奮을 抑制해야 할 것이다.라고 하는 從來의 治療理論은 반드시 올바르지는 않는. 刺激의 外見上의 强弱보다 刺激의 質쪽이 治療에는 重要하다.

(7) 皮內針과 같은 表層刺激이 듣는가 長針을 使用한 深層刺戟이 듣는가는 槪念的으로는 論하기 어렵다. 그러나 淺層에도 深層에도 刺激에 對한 感受體가 있는 것은 事實이며, 깊은 層의 痛症이라도 淺層刺激으로 낫는 수도 있다.

(8) 身體의 上部는 淺層刺激으로 좋고, 下部는 深層刺激에 좋다고 一般的으로 말하는데, 上半身의 筋肉層이 얇은 것과, 上半身은 一般的으로 過敏하기 때문이다.

(9) 取穴數를 더하거나, 治療間隔을 짧게 하는 것만이 效果를 더하는 方法은 아니다. 때로는 取穴數를 주리고, 治療間隔을 길게 해보는 것도, 結果的으로는 좋은 일이다.

(10) 針灸에도, 古今 그 方法에 여러 가지의 變法이 考案되어 왔다. 그러나 本質的인 點에서 特異性이 있는 것은 意外로 적고, 꼭 없으면 困難하다고 하는 것은 그다지 없다. 初學者는 變法의 學習에 마음을 빼앗기는 것보다 基本的인 手技에 益熟하기를 努力하여야 할 것이다. 特히 毫針의 操法은 많이 修行하면 좋다.

(11) 各穴에 對해서 書籍에는, 針幾分, 何呼止하고, 灸이면 幾壯이라고 規定하고 있다. 이것은 大略의 指示이며, 한사람 한사람, 部位別로 加減하지 않으면 안된다. 針의 境遇는 "反應(古典에 말

하는 氣의 往來)을 目標로 하는 것도 있고, 手技에 依해서 "響"이 生하는 것을 目標로 하는 者도 있다. 後者의 편이 若干刺激의 程度는 强하다. 이와 같은 目標가 아니고, 置針을 몇分이라고 하는 目標로 持續刺激을 주는 者도 있다.

그러나 一部에는, 刺激量을 嚴密하게 測定定量하지 않으면, 刺激을 利用하는 治療는 科學的으로 되지 않는다고 생각하는 者도 있고, 그러한 努力을 하고있는者도 있다. 그러나 針灸程度의 刺激量으로, 그것을 規定하는 것이 얼마나 어려운가. 設使 針을 三밀리 刺入했다고 해도, "響"을 生하는 刺法을 한 境遇와, 全然無痛으로刺한 境遇와의 差, 患者의 神經系의 感受度等은 客觀的으로 定量하는 것은 不可能에 가깝다.

現在에도, 針灸家의 大部分은 經驗에 依해서 어림으로 加減하고 있다. 患者에는 相當한 寬容度가 있기 때문에, 大體로 大過없이 治療할 수 있는 것 같은데, 이 點에 問題가 없지는 않다.

初心者는 技法의 變化에 눈을 빼앗기지 말고, 基本的 技法으로 刺激量·反應度를 觀察, 調節하는 것을 相當期間 努力하지 않으면 안된다. 이즈음 臨床經驗을 쌓은 術者의 솜씨를 배우면, 修得의 時間을 크게 短縮할 수 있을 것이다. 但 多少 一流派에 기우는 것은 할 수가 없을 것이다.

⑿ 前에도 觸한 바와 같이, 疼痛에는 情緖가 關與하는 수가 많다. 따라서 情緖的으로 惡化하는 수도 있으며, 逆으로 情緖的으로 鎭痛하는 可能性이 있다. 即治療에도 暗示를 利用할 수 있다. 또 患者에게 不安을 주지 않고, 잘 說得해서 治療하는 것도 必要하다.

日常 자주 민나는 針灸의 適應症·疼痛과 그 取穴處方例

(中國의 敎科書에 依함)

(A) 류마티樣關節炎

方針：(ㄱ) 局所治療는 疼痛이 있는 患部附近 例하면, 肘關節이면,
曲池(大腸), 外關(三焦), 合谷(大腸), 膝關節이면, 犢鼻(胃),
陽陵泉(膽), 足三里(胃)等

(ㄴ) 全身의 關節을 侵한 것에는, 大椎(督), 風門(膀), 曲池
(大腸), 外關(三焦), 大腸兪(膀胱), 環跳(膽), 陽陵泉(膽), 委
中(膀胱), 崑崙(膀胱)等을 交代로 使用한다.

類似取穴處方

(1) 肘臂·手指 屈하지 않음：曲池(大腸), 三里(胃), 外關(三
焦), 中渚(三焦)

(2) 膝腫：足三里(胃)火針, 그기에 行間(肝)의 針.

(3) 股膝內痛：委中(膀胱) 三里(胃) 三陰交(脾)에 針한다.

(4) 腿膝內痛：環跳(膽), 陽陵泉(膽) 三里(胃) 丘墟(膽)에 針
한다.

(5) 腰背痛：委中(胱膀) 立位로 瀉血하면 좋다.

(6) 背强痛：人中(督), 風府(胱膀), 肺兪(胱膀)

(7) 下肢의 疼痛：陽陵泉(膽), 絶骨(膽), 中封(肝), 臨泣(膽),
三里(胃), 陽輔(膽)

(8) 膝의 外側痛：俠谿(膽), 陽關(膽), 陽陵泉(膽)에 針한다.

(9) 冷風濕痺：環跳(膽), 陽陵泉(膽)

(B) 腹 痛

疼痛을 이르키고 있는 臟器에 따라서, 잘 듣는 穴이 다른 것은
勿論이다. 斷區的으로 말하면 背部 膀胱經의 第二行에 가장 잘
連關痛이 나타나고, 筋硬結·陷下等이 나타나기 때문에, 그 反應
을 中心으로 해서 數個所 取穴하는 것도 一方法이다.

鎭痛할 때까지 置針해 두는 것도 좋다.

處方例로서

(1) 胃痛(上腹部疼痛)

崑崙(膀胱), 內關(心包), 梁門(胃), 肝兪(膀胱), 膈兪(膀胱),
不容(胃), 中脘(任) (肝兪以下는 領帶治療이기 때문에 반드시
이 穴이라고는 限하지 않아도 좋다.

(2) 心胸腹痛：奇經治療로서 列缺에 金針·照海에 銀針을 置針하
고, 또한 任脈上의 要穴(膻中·巨闕·中脘·關元·中極等을)
倂用한다.

適應은 喉痛으로부터 齒痛, 腸疼痛, 腹冷, 産後의 愁訴, 排
尿痛까지 넓게 應用할 수 있다.

(3) 腹痛：內關(心包), 支溝(三焦), 照海(腎), 巨闕(任), 足三里
(胃) 이것도 奇經治療의 應用이다.

(4) 心胸痛：內關(心包), 曲澤(心包), 太陵(心包), 心筋梗塞等의
上腹痛에 應用하면 좋다.

(5) 嘔吐：內關(心包), 中脘(任), 三里(胃), 內庭(胃), 太衝(肝)

(6) 月經痛：腎兪(膀胱), 關元(任), 三里(胃), 三陰交(脾), 實
(虛이면 腎兪의 代로 氣海(任)를 使用해도 좋다)

⑺ **胃腹膨脹氣鳴**(鼓腹)

　合谷(大腹), 三里(胃), 期門(肝)에 針한다.

⑻ **産後腹痛** : 氣海(任), 關元(任), 三陰交(脾)

(C) 頭 痛

　急性熱性病과 같이, 上半身이 實해서 이러나는 것은 百會(督)
에서 項部, 肩背部의 諸穴의 瀉, 特히 瀉血이 잘 듣는다.

　立位로 委中(膀胱)瀉血을 行하는 것도 좋다. 또 四肢의 指端의
點狀瀉血도 좋다.

　下半身의 에네르기 不足에서 이러나는 頭痛에는 下腹部, 下肢
(特히 陰經)의 補를 倂用하는 것이 常法이다.

⑴ **陽維脈의 證** : 外關(三焦) 銀針·足臨泣(膽) 金針 여기에 **督**
　脈上의 要穴 人中(任)·百會·瘂門(督)·大椎(督)·陶道(督)·
　身柱(督)의 어느 것인가를 倂用하면 좋다. 傷寒(急性熱性病)으
　로 땀이 나서 表熱이 있는 것에 特히 좋다.

⑵ **肝虛頭痛** : 이것은 比較的 많다. 怒하기 쉽고, 煩燥해서 不眠
　症을 이르키고, 氣候의 變化에도 敏感하다.

　　基本取穴 : 曲泉(肝) 內關(心包) 補 여기에 肝經의 要穴, 上
　半身 膽經要穴을 加해서 取穴한다.

⑶ **頭項이 함께 아픔**(陽性痛)

　百會(督), 後項(督), 合谷(大腸)에 瀉針.

⑷ **頭風眩暈**(高血壓症等)

　合谷(大腸), 豊隆(胃), 解谿(胃); 風池(膽)에 針한다.

⑸ **正頭痛** : 百會(督), 上星(督), 神庭(督), 太陽(奇), 合谷(大

腸)에 鍼한다.

⑹ **傷寒頭痛**：合谷(大腸)，攢竹(膀胱)

⑺ **氣虛頭痛**：百會(督)， 大椎(督)，中脘(任)， 氣海(任)，三里
胃)에 灸한다.

⑻ **感冒頭痛**：風池(膽)鍼，頭維(膽)，合谷(大腸)鍼，風門(膀胱)
灸.

9) 瀉血에 依한 治療

一般의 感冒·頭痛項强에

大椎(督)，印堂(督)，太陽(奇)에 瀉鍼을 施하고 瀉血하면 좋다.

(D) 神經痛

一般的으로 局所取穴，近隣取穴로부터 시작하는데， 意外의 곳
에 連關穴이 있는 것이다. 局所取穴을 이미 해서 效果가 없었다
고 訴하는 患者에게는 딴 處方을 試하면 좋다. 局所의 打撲傷等
의 疼痛이 頑固하게 남고 있는 境遇， 赤羽氏가 말하는 左右反對
刺激은 于先 試하여야 할 方法이다. 三焦經의 四瀆附近을 놓고서
局所施灸를 몇일 해도 아무래도 痛症이 없어지지 않는 患者에，
大椎(督)와 膻中(任)에 于先 置鍼하고(어느 것이나 三焦經이 支
配하는 穴)，患者의 귀의 上側을 鍉鍼으로 공드려 찾아서 前腕에
連關하는 點을 求하고, 于先 穴을 틀리게 刺鍼하고, 그리고서 바
른 穴에 刺鍼해 보았다. 穴이 맞았을 때는 即座에 前腕의 疼痛이
消去하고, 힘을 주어도 全然 아프지 않다고 한다. 이러한 取穴法
도 있다. 따로 述하는 交會穴一覽表를 硏究해서, 上下, 中心線,
그리고서 頭部·顏面의 點(耳診點)을 一組로 해서 使用하는 處方

을 硏究하면 좋다. 뛰어난 效果가 있는 組合이 多數 發見될 것이
다.

어느 患者는, 數個月前에 足關節을 捻挫하고부터, 照海(腎)의
附近이 恒常 무주룩하고 屈伸을 할 수 없다고 한다. 少陰經의 同
名平田氏帶上에 있는 少海(心)을 兩側取穴하고, 局所에 一本針하
고(上双下單取穴) 이 三穴로 痛症이 止息해서, 屈伸이 自由로히
된 例도 있다. 이러한 打撲의 後遺症은, 一見 頑固한 것 같으면
서도, 所謂 "經病"으로서 比較的 治療하기 쉬운 것이다.

臨床上 "神經痛"이라고 한마디로 말해도, 深部에 難治한 器質
的 變化가 있어서(特히 脊柱等에), 그 症候로서 이러난 것에는
治療에 時日이 걸리는 것이다. 헛되게 取穴을 變化시키기 보다,
本治法과 必要한 局所療法을 相當히 持續해서 治療해야 할 것이
다. 이 使用區分이 要領인 것이다.

(1) 坐骨神經痛

主治療點은 勿論 膽經·膀胱經上의 要點이지만, 腰背·腹部
特히 下腹部에의 治療도 必要하다.

陽維·陽蹻脈治療도 試해서 좋다. 陽陵泉(膽)＝八會穴中 筋
會를 取穴하는 處方이 많다.

例하면 陽陵泉(膽), 絶骨(膽), 中封(肝), 臨泣(膽), 三里
(胃), 陽輔(膽)

或은 뜩금한 허리로 이러난 것에 環跳(膽), 陽陵泉(膽), 委
中(膀胱), 崑崙(膀胱), 尺澤(肺), 下髎(膀胱)

腰痛으로 俯仰할 수 없는 症에 : 人中(督), 環跳(膽), 委中

-- 133 --

(膀胱)이라는 處方도 있다.

腎虛에서 온 것에는 : 腎兪(膀胱), 關元(任) 灸, 委中針이라는 處方도 있다. 若干 穴數를 많이 할 것 같으면 : 環跳(膽), 風市(膽), 次髎(膀胱), 承扶(膀胱), 殷門(膀胱), 委中(膀胱), 陽陵泉(膽), 合陽(膀胱), 三陰交(脾), 崑崙(膀胱)에서 四五穴을 選擇해서 交互로 置針(灸温針도 可), 吸角(腰部)을 配하여도 좋다.

上下反對刺激用의 穴로서는 人中(督), 百會(督), 耳針點의 坐骨神經點(個體差가 있기 때문에 하나하나 壓痛을 공드려 調査해서 取穴한다.)

梅毒患者로 兩側에 頑固한 神經痛(下肢)이 있고, 上述과 같은 局所取穴의 效果가 오르지 않았던 것에, 人中(督), 大椎(督), 膻中(任)(大椎十中은 三焦經의 交會穴)과 耳診點 坐骨神經點을 加해서 起居가 迅速하게 輕快한 例도 있다.

著明한 腎虛症으로, 坐骨神經痛型의 疼痛을 恒常 訴하고 있는 者가 있다.

補腎의 穴, 大谿(腎原), 飛陽(膀胱絡), 腎兪(膀胱), 水分(任), 京門(腎募)等을 治療하면 좋다.

下腹部의 癌으로 코발트照射後, 硬結을 生하고, 痛症을 참기 어려운 患者에게, 굵은 鐵針을 打針術로 깊게 刺하고 灸頭針術을 行하고서 좋아진 例가 있다.

(2) 三叉神經痛

中樞神經系의 變性에서 이러나는 것에는 難治한 것이 있는데 針灸로서 어떻게 治癒할 수 있는 것이 많다.

顔面에는 거의 모든 陽經이 어디인가 連關하고 있기 때문에,
適當한 陽經을 選擇해서 循經治療를 하고,　局所治療와 倂用하
는 것이 一般的인 方針이다. 正經治療의　他의　症에　따라서는
奇經, 特히 陽維·陽蹻脈을 取穴해서 좋은 症例도 있다.

局所取穴：第一枝：陽白(膽), 攢竹(膀胱)

第二枝：太陽(奇), 四白(胃), 巨髎(膀胱)

第三枝：頰車(胃), 大迎(胃)

近隣取穴：風池(膽), 翳風(三焦), 下關(胃)等 循經取穴로서:
手三里(大腸), 合谷(大腸)을 選擇하면 좋은 例가 많다.

陰實陽虛인가 陽實陰虛인가를 區別해서 治療하면 좋다. 이
境遇, 下肢陰經에 適當한 拮抗刺激을 주면 좋다.

(3) 肩胛關節周圍炎

發病後 얼마 안되는 것,　發病後 時間이 經過하고 있어도 癒
着이 없는 것은 깊기 쉽다. 癒着이 强한 것은 麻醉下에서 剝離
術을 行할 必要가 있는 것도 있다. 局所取穴로서는 關節周圍의
要穴·壓痛點.

近隣取穴로서는 頸部의 風池(膽), 完骨(膽), 翳風(三焦), 肩
井(膽)等을 取穴하는 수가 많다. 耳針點도 좋다.

우리들은 上腕의 皮下浮腫을 目標로 해서,　數個所에 穿透鍼
을 해두고 運動練習을 한다. 鬱血하고 있는 者(特히 右側)에는
吸角을 使用하는 것, 中國에서 잘하는 條口에서 飛陽에의 長鍼
透刺를 잘 使用한다.

自宅에서는 反對側에 灸治를 시키면 좋다. 冬期에는 따스 하
게 하기보다, 繭綿으로 保溫하는 것이 좋다.

사론파스等의 膏藥을 오래 使用하면 濕疹을 生하기 때문에 미리 警告해 두면 좋다.

(4) 腰 痛

거의 坐骨神經痛에 準한다.

大久保適齋流로 長針으로, 腰四角筋을 깊게 刺하고, 針柄에 灸頭針을 하면 좋다.

下部腰椎는 位置異常에 依한 負荷의 偏寄가 痛症의 原因이 되는 수가 많기 때문에, X레이檢査는 해두면 좋다.

또 姿勢의 矯正, 바르게 保持하는 것, 腰筋의 積極的 訓練, 카이로프라크빅의 應用等도 併用하면 좋다.

食事療法 또 漢方治療도 針灸와 併用하여야 할 治療이다.

疲勞는 腰痛의 有力한 原因이 된다. 生活을 規正해서 休養을 取하는 研究가 重要하다.

局所 또는 委中(膀胱)으로부터의 瀉血도, 更年期의 婦人等에게는 자주 著効를 奏하는 것이다.

第 5 編　疾患別重要穴

第1章　强壯穴

(1) 中樞神經刺激의 穴

主로 頭毛部의 諸穴, 例하면, 上星(督), 顖會(督), 百會(督), 通天(膀胱), 承光(膀胱), 後項(督), 風府(督), 瘂門(督), 風池(胆), 天柱(膀胱), 完骨(胆) 等.

이中, 上衝, 高血壓, 精神不安, 頭痛等에는 百會(督)와 後頭部의 穴에 特効가 있다. 特히 完骨은 不眠症에 잘 든는다고 한다.

神經過敏한 患者에는 頭部에 强刺激을 주면 症狀이 惡化한다고 訴하는 者도 있다. 初回의 治療에 反應을 보기 爲해서 若干 弱하게 刺激한다. 補瀉를 틀리지 않는다.

또 拮抗刺激으로서 四肢, 特히 下半身의 取穴을 해두면 좋다.

(2) 末梢神經刺激의 穴

有痛部의 穴. 末梢神經의 走向에 沿한 諸穴을 取穴하는 수가 많다.

(3) 鼻

上星(督), 通天(膀胱)을 主穴로 하고, 併用穴로서는 鼻梁附近의 諸穴을 使用한다.

(4) 咽喉部

第5編　疾患別重要穴

風池(胆)，天柱(膀胱)，肩井(胆)을　主要穴로　한다.

(5) 肺・氣管支疾患

身柱(督)，肺兪(膀胱)，魄戶(膀胱)，膏肓(膀胱)，督兪(膀胱)等을　主穴로　한다.

(6) 感冒豫防

風門(膀胱)，身柱(督)

(7) 心臟疾患

厥陰兪(膀胱)，心兪(膀胱)，督兪(膀胱)，食竇(脾)等을　主穴로　한다.

(8) 循環系

關元(任)，氣海(任)，血海(脾)，郄門(心包)等을　主穴로　한다.

(9) 淋巴系

膈兪(膀胱)，章門(肝)，其他　心包經，三焦經上의　要穴을　選擇한다.

(10) 消化器

肝兪(膀胱)，脾兪(膀胱)，胃兪(膀胱)，大腸兪(膀胱)，上髎(膀胱)，足三里(胃)，上巨虛(胃)等을　主穴로　해서　좋다.

(11) 泌尿・性器

命門(督)，腎兪(膀胱)，陽關(督)，關元兪(膀胱)，小腸兪(膀胱)，膀胱兪(膀胱)，八髎穴(膀胱)，關元(任)，氣穴(奇)，水道(胃)等에서　主穴을　選擇해서　좋다.

(12) 運動器官

百會(督)，陶道(督)，大杼(膀胱)，陽關(督)，上髎(膀胱)等을

主穴로 한다.

(13) 內分泌, 性腺

百會(督), 命門(督), 陽關(督), 關元(任)等을 主穴로 한다.

(14) 一般的强壯穴

肝兪(膀胱), 脾兪(膀胱), 命門(督), 關元(任), 足三里(胃), 身柱(督)等을 加해서 좋다.

第2章　鎭靜穴

消炎, 止逆(上衝을 내림), 鎭靜, 鎭痙等의 作用. 症狀에 따라서 選穴하지 않으면 안되는 것은 勿論이다. 때로 遠隔刺激, 때로 反對側刺激(左右·腹背·上下)를 利用하는 것이 必要하다.

(1) 頭部·顔面의 炎症

後谿(小腸), 合谷(大腸), 足臨泣(胆), 至陰(膀胱)等에 遠導刺하면 좋다.

(2) 口腔·咽頭의 炎症

少商(肺), 魚際(肺), 內庭(胃), 照海(腎)에 遠導刺하면 좋다.

(3) 心肺의 炎症

內關(心包), 太陵(心包), 列缺(肺), 太淵(肺)等을 利用한다.

(4) 胸腔內의 炎症

少府(心), 內關(心包), 陽陵泉(胆), 丘墟(胆)等은 要穴이다.

(5) 胃腸의 炎症

足三里(胃), 公孫(脾), 內庭(胃), 行間(肝), 裏內庭(奇)等을 常用된다.

第 5 編　疾患別重要穴

(6) 肝胆의 炎症

丘墟(胆), 太衝(肝), 外關(三焦), 合谷(大腸)等은 要穴이다.

(7) 泌尿器의 炎症

列缺(肺), 照海(腎), 曲泉(肝), 陰陵泉(脾)을 主穴로 하고, 或은 委中(膀胱), 尺澤(肺) 四肢의 井穴等의 刺絡, 肩背部, 腰部의 濕吸角(吸角)에 依한 瀉血을 利用한다.

(8) 痙攣性咳嗽・嘔吐・腹痛

天突(任), 中脘(任), 氣海(任), 太淵(肺), 內關(心包), 足三里(胃), 公孫(脾), 大敦(肝), 三陰交(脾・三陰經의 交點)等을 選用해서 좋다.

이들은 急性과 慢性으로 分類하면, 急性의 것은 消炎을 主로하고, 慢性의 것은 局所刺激을 主로 해서 좋다. 또 消炎과 誘導刺激을 配合한다. 同一穴이라도 消炎에는 刺激時間을 짧게 하고, 强刺激을 준다. 誘導에는 弱刺激, 持續刺激이 좋다. 即, 置針, 皮下針等이 適用되고 있다.

第 3 章　調制作用

(1) 便　通

大腸兪(膀胱), 天樞(胃), 水道(胃), 支溝(三焦), 承山(膀胱).

(2) 利　尿

中極(任), 陰陵泉(脾), 足三里(胃), 三陰交(脾)

(3) 發　汗

大椎(督), 合谷(大腸), 外關(三焦), 經渠(肺)

以上과 같은 作用은 健體에는 施하여도, 著明한 効는 認知되지
않는다. 自律神經緊張의 언바란스가 있는 境遇에는 使用하기에
足하다.

第四章 其他 一般的으로 使用되고 있는 特効穴

(1) 非結核性頭部淋巴腫

肝兪(膀胱), 天井(三焦)

(2) 鼠經淋巴腫

承山(膀胱)

(3) 脾疾患

意舍(膀胱), 肓門(膀胱), 脾兪(膀胱)

(4) 肺結核

身柱(督), 肺兪(膀胱), 督兪(膀胱).

(5) 心臟病

心兪(膀胱), 神門(心), 通里(心), 內關(心包)

(6) 腎二患

三焦兪(膀胱), 腎兪(膀胱)

(7) 膀胱疾患

次髎(膀胱), 膀胱兪(膀胱)〝中極(任)

(8) 肛門病

長强(督), 百會(督), 郄門(心包), 承山(膀胱), 孔最(肺), 漏谷
(脾)

(9) 胃疾患

中脘(任)，內關(心包)，足三里(胃)，胃兪(膀胱)

(10) 大腸疾患

大腸兪(膀胱)，天樞(胃)，上巨虛(胃)

(11) 小腸疾患

氣海(任)，關元兪(膀胱·奇)，小腸兪(膀胱)

(12) 卵巢·子宮疾患

水道(胃)，中極(任)，三陰交(脾)

(13) 眼疾患

風池(胆)，太陽(奇)，晴明(膀胱)，攢竹(膀胱)，肝兪(膀胱)

(14) 鼻疾患

上里(督)，迎香(大腸)，合谷(大腸)，肝兪(膀胱)

(15) 耳疾患

翳風(三焦)，聽宮(小腸)

(16) 口腔疾患

太陵(心包)，中衝(心包)

(17) 齒　　痛

下關(胃)，合谷(大腸)

(18) 咽喉痛患

少商(肺)，魚際(肺)

(19) 上肢疾患

陶道(督)，大杼(膀胱)，肩髃(大腸)，曲池(大腸)

(20) 下肢疾患

腰關(督)，環跳(胆)，陽陵泉(胆)，委中(膀胱)

(21) 精神病

鳩尾(任)，上脘(任)，神門(心)，豊隆(胃)

(22) 말라리아

大椎(督)，陶道(督)

(23) 黃　疸

至陽(督)，腕骨(小腸)

第 6 編　病名別處方

　以下 各章의 最初의 數例는 中國流의 取穴例의 一班이며, 各其 說明을 附하고 있다. 그 以後의 것은 比較的 頻度가 적은 것이며 반드시 中國流만은 아니다.

　現代中國에서 어떠한 目標로, 어떤 取穴을 하고 있는가, 그 思 考方式은 어떠한가를 示하기 爲해서이다.

　미리 말해두어야 할 것이지만, 옛부터 中國에서는 넓은 範圍의 疾病에 針灸를 應用해 왔다. 漢方藥을 使用하는 境遇에도 이것을 併用했다. 湯液의 敎科書인 傷寒論에 까지 곳곳에 經穴의 指示가 들어지고 있는 事實로 부터서도 推定할 수 있다. 現在에도 農村 醫療等에 있어서는 救急療法으로서 各種의 疾患에 針灸는 應用되 고 있다. 한편 相當數의 針灸의 適應症으로서, 西洋醫學의 쪽에 서 새로운 治療가 發見되었기 때문에 相對的으로 適應症이 아니 게 된것이 있다. 例하면 細菌에 依한 感染症의 大部分의 것等이 이것에 該當한다. 現代에서는, 針灸를 結核에 應用할려고 하는일 은 거의 없다. 應用해도 害는 없으나 그 때문에 他의 有效한 治 療法을 否認한다고 하면 不當하다.

　여기에 든 病名의 大部分은, 日本에서는 實際 針灸家가 거의 取扱할 機會가 없는 것인지도 모른다. 오래된 針灸家의 談에 依 하면, 父親의 代까지는 相當數의 急性病患者를 治療했는데, 現在

第6編 病別處方

에는 차츰 적어지고 있다고 한다. 例하면 大多數의 사람은 "胃痙攣"의 境遇 醫治를 받는 편이 많으며 假使 그것이 針灸로, 잘 낫는 可能性이 있어도, 最初에 針灸家를 訪問하지 않는다. 訪問한다고 하면 針灸가 此種의 疾病에도 有效한것을 過去에 體驗한 少數의 患者일 것이다. 여기에 日本의 針灸家의 特異性이 있다. 中國과 같이 國營의 診療所·病院에 針灸醫가 勤務하고, 安心하고 針灸를 急性症에 試할 수 있는 나라나 佛蘭西와 같이 開業醫가 針灸를 하고 있는 나라에서는 넓은 範圍의 疾病에 針灸를 應用할 수 있으며 그中에는 單獨으로 或은 他의 療法과 倂用해서 著效를 얻는 境遇를 經驗할 것이다. 이러한 意味에서는 以下에 드는 것 같은 病名으로, 實際針灸를 試하는 可能性은 적은 것이지만, 思考方式等에 크게 參考가 되는 點이 있기 때문에 可能한限 여러가지의 病의 取穴例를 들어 둔다. 시골에서 開業하고 있는 針灸家는 比較的 많은 急性病을 取扱하는 수가 많다고 생각한다.

　各症에 對하는 取穴處方은, 西洋醫學의 處方集과 같이, "이러한 處方 이러한 分量으로 大概 좋을 것이다"라는 實例를 든 것으로 絶對的인 것은 아니다. 그 根本原則을 알면 應用은 無限이다. 重要한 것은, 오히려 그 根本原則이다. 그런 意味로 處方例만을 暗記하지 않고, 總論의 部分도 잘 읽어주기 바란다. 이것은 著者의 老婆心이다.

第1章　呼吸器病

1. 吃逆(딸꾹질)

脾胃虛寒, 胃火의 上衝, 또는 食滯停食, 或은 精神이 아플때 나이를 먹고 氣力이 衰했을 때에 이病을 發한다. 一般的으로 寒熱虛實의 四種으로 나눌수가 있다.

〔寒症〕 胃가 膨滿하고, 嘔吐하거나 딸국질이 나거나 한다. 手足은 冷하고, 입은 渴하지 않는다. 脈은 遲 또는 細少. 舌苔는 엷고 白苔를 입기 때문에 매끄럽다.

〔熱症〕 顏面이 붉고, 舌乾, 口渴, 便秘하고, 脈은 洪數 또는 滑.

〔虛症〕 久病, 年老때문에 氣가 衰해서 身體가 弱해지고, 딸꾹질은 짧고, 奔走하게 난다. 脈은 大概 微弱.

〔寒症〕 暴飲暴食해서, 中焦가 阻滯해서 不通하고, 頻繁하게 딸꾹질이 나서, 怒하기 쉽게 氣分이 鬱하고, 胸腹이 膨滿해서 甚할 때는 兩脇이 아프다. 停痰이 없어지지 않고 가슴밑이 堅하고, 눈이 眩하며, 心悸가 있고 脈은 多하고 弦으로 힘이 있다.

取　穴

〔寒症〕 上脘(任)・章門(脾)・脾兪(膀胱)・內關(心包)

〔熱症〕 內關(心包)・列缺(肺)・膈兪(膀胱)・足三里(胃)

〔虛症〕 中脘(任)・期門(肝)・氣海(任)脾兪(膀胱)・胃兪(膀胱)・

大衝(肝)

〔實症〕　上脘(任)・足三里(胃)

說　明

〔寒症〕　上脘에 灸를 하면 陽을 通하고 逆을 制한다. 章門은 藏氣를 散和한다. 脾兪・內關을 補할 때는 中氣를 補益한다.

〔熱症〕　內關을 瀉하면 熱을 내린다. 列缺은 肺氣를 行하게 하고, 膈兪는 逆을 鎭한다. 足三里는 氣를 通해서 下行시킨다. (上衝을 내린다)

〔虛症〕　中脘・氣海에 灸하면 中氣를 補한다. 脾兪, 胃兪는 消化機能을 높인다. 期門・太衝에 取穴하는 것을 肝을 平하고 逆을 내린다.

〔實症〕　上脘과 足三里를 瀉하면 痰飮(分泌過剩)을 고친다. 中을 누그럽게 하고 氣를 治하면, 氣가 靜하니 딸꾹질은 멈춘다.

2. 感　冒

衛氣不足에 依해서, 風寒의 邪가 虛에 乘해서 들어가, 氣候不順 때문에 侵해져서 이러난다.

코가 메이고, 재체기가 나고, 鼻水가 자꾸 나온다. 呼吸은 거칠고 音聲이 쉬고, 기침이 난다. 甚할때는 頭痛하고 發熱한다. 惡寒하고 筋肉痛이 있다. 脉은 浮이며, 舌苔는 엷다.

取　穴

風池(膽)・風府(督)・大椎(督)・外關(三焦)・合谷(大腸)・迎香(太陽)・少商(肺)・魚際(肺)

風池·風府는 風邪를 散한다. 大椎와 外關을 補하면 陽이 表에 通하는 것을 돕는다. 이것에 依해서 머리나 身體의 痛症을 除去한다. 合谷·迎香을 瀉하면 陽明의 風熱을 除한다. 그리고 諸竅를 開한다. 少商(瀉血) 魚際는 肺經의 火를 瀉하고, 기침을 멈춘다.

3. 咳　嗽

여러가지의 原因으로 이러난다.　風邪를 感해서 이러나는 것, 內因에 依하는 것 等等.

取　穴

外感風寒(또는 風熱)·大椎(督)·合谷(大腸)·外關(三焦)·列缺(肺)·魚際(肺)內傷

七情鬱結：列缺(肺)·魚際(肺)·尺澤(肺)·曲池(大腸)·內關(心包)·陽陵泉(膽)·行間(肝)

脾陽不足：中脘(任)·足三里(胃)·陰陵泉(脾)·脾兪(膀胱)·胃兪(膀胱)·肺兪(膀胱)

陰虛肺熱：太谿(腎)·三陰交(脾)·肺兪(膀胱)·列缺(肺)

說　明

外感風寒(普通의 感冒)에서 大椎는 諸陽經의 會.　外關은 陽維穴로서 一身의 表를 主司하는 穴. 合谷은 陽을 通한다.

以上의 三穴을 風寒에는 補해서 表邪를 解한다. 風熱에는 瀉를 行해서 熱을 淸하고 表를 透한다. 列缺·魚際는 咳嗽에 듣는다.

內傷咳嗽·七情鬱結에는 魚際·尺澤을 取한다. 肺熱을 除하기 爲
해 瀉한다. 曲池·內關은 가슴을 누그럽게 하고 熱을 淸하게 한
다. 陽陵泉·行間을 瀉하면 肝膽의 火를 淸하게 한다. 脾陽不運
에 中脘·三里·陰陵泉을 補하는 것은 健脾調中하기 때문. 脾兪·
胃兪를 灸해서 脾胃의 作用을 强化한다.

陰虛肺熱에 太谿를 取하는 것은 腎을 補해서 陰을 養한다. 三
陰交는 三陰經의 合이며 이것을 補해서 陰을 强化한다. 肺兪·列
缺을 瀉해서 肺熱을 除去한다.

4. 氣管支擴張症과 肺氣腫

患者는 숨이 괴롭고, 기침이 잘 나서, 痰이 많으면 모두 "喘
息"이라고 해서, 喘息에는 針灸가 듣는다는 이야기를 듣고 治療
를 求하러 오는 수가 많다. 症狀으로서는, 닮은 點도 있으나, 肺
의 器質的인 變化는, 非可逆的으로 늘어진 組織에는, 針灸를 했다
고 해서 元來같이 오무러지는 것은 아니다. 그런 意味에서는 適
應症이라고는 할 수 없다. 그러나 長期에 걸쳐서 針灸를 試한 經
驗에 依하면(勿論 他의 治療도 倂用해서의 일이지만) 對症治療로
서 所用되지 않는수는 없다. 기침이 持續하기 때문에 이러나는
氣管의 痙攣같은 發作의 寬解, 목의 異物感, 食欲의 不振, 肩背腰部
의 甚한 기침에 依한 疲勞等에 針灸를 行하면 大端히 所用되는것
같다.

氣管支가 纖毛를 잃고 痰이 吐出되기 어려운 것에는 寢臺를 기
우려서, 때로 40分程度 咽喉쪽으로 自然히 流出할 수 있는 體位

를 取하게 해서, 深呼吸을 시키면 좋다고 한다.

酸素吸入에, 喀痰溶解劑(아레베브)를 넣은 네브라이더(細한 噴霧器를 달아서 痰의 排出을 促進하는 治療를 併用하면, 心臟症狀의 輕快에 所用된다.

取 穴

實證에는, 肺兪(膀胱)針・風門(膀胱)針・豊隆(胃)針, 補助穴로서는, 大杼(膀胱)針・經渠(肺)針・中脘(任)針・氣海(任)針

虛症에는, 腎兪(膀胱)灸・關元(膀胱)灸・兪府(腎) 灸・豊隆(胃)灸, 補助穴로서는 胃兪(膀胱)灸・氣海(任)灸・足三里(胃)灸・靈臺(督)灸

5. 氣管支喘息

아레르기疾患이라고 하는데 아레르겐不明의 수가 많다. 轉地・轉宅하면 낫는 수도 많다고 한다.

食餌에도 多大한 關係가 있다. 食養生을 했을 뿐으로 낫았다고 하는 사람도 있다.

發作는 天候의 變換時等에 突然 이러나고, 甚한 境遇에는 數日 持續해서 "喘息狀態"라고 할 程度로 甚하게 되는 수가 많다. 副腎皮質홀몬, 모르히네等이 大端히 듣는 수가 많으나, 習慣性이 있기 때문에 濫用하면 긴 眼目으로 보아서 도리어 나쁘다.

轉調療法으로서, 灸를 長期 行하는 것, 小兒의 境遇는 小兒針을 母親을 배우게 해서 相當期間 持續해서 行하면 좋다. 어느鍼

家는, 針術을 使用해서, 頭部動脉洞을 刺激하는 "洞刺"를 發作의 屯挫에 좋다고 推賞하고 있다.

우리들은 最近, 中谷氏의 良導絡測定法의 變法을 使用해서, 非分極糊를 붙힌 經 約 1cm의 測定導子(陽極)로 各原穴을 測定하고 補正表를 使用하지 않고, 三陰三陽의 原의 傾斜를 觀察한다. 同時에, 任脉에서는 膻中·中脘·關元, 督脉에서는 大椎·筋縮·陽關을 測定하고, 그 傾斜를 본다. 이것과 2—M—C를 併用해서, 手足의 必要한 原을, 콘덴서로 結하고, 任督脉의 生理的이온流를 促進한다는 結線을 行하고, 게르마늄을 넣어서 電位變化를 바루는 治療를 試해서, 大端히 좋은 成績을 얻고있다. 이 方法은, 그 臨床法則이 確立하면 한 卷의 册으로서 發表할 作定인데, 奇經治療도 이 法則에 包含되는 것이다.

普通, (+) 또는 (—)로 全身을 荷電하면서 이 "이온펌푸法"을 行하면 約十分으로 呼吸의 困難한 느낌은 寬解해온다. 聽診所見이 消去하는 것은 喀痰이 排出되고서 이므로, 一時間以上을 要한다.

一般的으로 行해지고 있는 治療로서는,

取 穴

局所取穴로서는, 身柱(腎)·肺兪(膀胱)·膈兪(膀胱)·百勞(奇)·中府(肺)·兪府(腎)·天突(任)中의 數穴의 灸 또는 針.

近隣取穴로서는, 肝兪(膀胱)·脾兪(膀胱)·巨闕(任)·中脘(任)

循經取穴로서는, 肺→脾, 肝→心包, 腎→心의 要穴을 選擇해서 補瀉하면 좋다. 또 肩背部의 瀉血(吸角을 利用해서)이 著效를 奏

하는 수가 있는것, 頸部의 穴을 잘보고 針으로 누그럽게 하고, 카이로프라크틱의 手技로 矯正하는 것도, 緊張을 늦추고, 爽快感을 주는 것이다. 發作의 頓挫에 成功하면, 長期에 걸쳐서, 皮膚의 恨練, 食養生, 生活의 規正, 心身醫學的治療, 刺激療法(針灸로 좋다)等을 並用해서 轉調療法을 行하면 좋다. 오히려 이편이 重要하다.

6. 肺 炎

急性肺炎(肺炎雙球菌에 依한다)은 從前은 重病의 하나였다. 戰後는 抗生物質의 發見때문에, 比較的 낫기 쉬운 病의 하나로 되어서, 如干해서 針灸治療의 對象이 되는 일도 없어졌다. 그代身, 異型肺炎이든가, 抗生物質・副腎皮質홀몬의 濫用에서 이러나는 肺의 칸지다症이라든가 新手가 나타나서, 抗生物質이 듣지 않아서 困難하다는 事態가 일어났다.

이렇게 되면, 從前에 잘 使用한 轉調療法的인 意味의 針灸가 再認識되어가는 氣運에 있다. 結核菌에 依한 肺炎인 肺結核도 從前은 特效藥이 없기 때문에 針灸療가 試해졌다. 原志兎太郎博士의 動物實驗으로는, 灸를 한 實驗動物은 結核의 變化가 硬化性이 되어 治癒하기 쉬운 型이 되는 傾向을 보였다고 한다.

現在는, 特效藥의 出現때문에, 針灸를 肺結核에 使用한 治驗例는 거의 볼 수 없다. 異型肺炎이건, 大葉性肺炎이건, 그 回復期間을 짧게하는 것은 設使안될지라도, 對應療法으로서 針灸는 크게 利用할 수 있다.

取 穴

第 6 編　病名別處方

1) 頭痛에 對해서,

天柱(膀胱) 瀉法，風池(膽) 瀉法，完骨(膽) 瀉法，百會(督) 瀉法

2) 發熱에 對해서

大椎(督) 置針，陶道(督) 置針，三陽絡(三焦) 置針，關元(任) 補法，百會(督)瀉血

3) 咳嗽·胸痛에 對해서

肺俞(膀胱) 溫灸，膈俞(膀胱) 溫灸，膏肓(膀胱) 溫灸，天宗(小腸) 置針，中府(肺) 置針，中脘(任) 置針

4) 咽頭痛에 對해서

兪府(腎) 針，天突(任)針，人迎(胃) 灸，復溜(腎) 灸

5) 딸꾹질

石門(任) 灸

7. 喀血과 血痰

喀血과 血痰도，各其 하나의 症候이며 大槪 무엇인가의 肺疾患(結核, 肺지스토마·心臟病에 依한 肺鬱血, 癌等)이 있어서 이러난다. 그 元來의 病에 따라서 豫後도 다르고 治療도 다르기 때문에, 現在 針灸家를 그 때문에 訪問하는 患者는 기의 없어졌다고 생각한다. 應急處置로서의 針灸를 施하는 境遇의 重要한 目標는, 上衝을 내린다고 하는 것이다. 漢方에서 말하는 瘀血症으로 多血質의 사람은 鼻血이 나오듯이, 簡單하게 血痰모양의 것을 내거나, 코피를 들어마시고 喀血이라고 잘못 아는 사람도 있다. 이 境遇, 도리어 肩背部에서 逆으로 瀉血을 해주면 멈춘다. 局所治療로서

-- 154 --

는, 上衝에 듣는 穴을 使用하면 좋다.

取 穴

天柱(膀胱)·風池(膽)·大椎(督)·身柱(督)·肺兪(膀胱)·膏肓(膀胱)·膻中(任)의 어디인가에 針을 行하면 좋다. 목을 잘 주물러 푸는것도 必要하다.

循經治療로서는, 下腹部의 關元(任)·下肢의 陽陵泉(膽)·三里(胃)·湧泉(腎)·復溜(腎)의 어느것인든, 上肢의 郄門(心包)·內關(心包)·列缺(肺)·少府(心)·等을 選穴해서 좋다. 指頭의 井穴에서 點狀瀉血을 하는것도 一法이다. 其他 一般的으로 喀血, 血痰에 對한 看護法(安靜·器法·脚浴→芥子湯)等을 施하고., 患者의 恐怖心을 鎭靜해 주는것이 必要하다. 重症의 境遇는 迅速하게 醫治를 받을 手配를 하는편이 좋다.

8. 盜 汗

中國에서는 盜汗이란 甚하게 나는 땀이며, 普通 말하는 盜汗은 自汗이라 한다. 자면 發汗해서 夜中 一回 二回 옷을 갈아 입을 必要가 있는 症狀이 있다.

陰이 虛해서 陽이 實하다. 內寒表熱이라는 形이 많다. 皮膚의 分泌에는, 小腸經(太陽經)이 關係가 깊다고 한다. 이것과 拮抗關係에 있는 腎經의 補가 必要하다.

强刺激을 加헀다고 해서 좋다고는 限하지 않는다. 下肢의 陰經의 補, 下腹部의 任脉의 補를 공드려 行하고, 또한 頭部의 要穴例하면 百會(督)·風池(膽)를 瀉하는 것이 必要하다. 또하나 火經

-- 155 --

인 三焦經·三焦兪·心包經 例하면, 內關(心包)의 治療도 잊어서는 안된다. 圓針, 車針, 鍉針等을 잘 利用해서 弱刺激으로, 交感神經興奮을 抑制하는 것도 一法이다.

第 2 章 消化器病

1. 下   痢

下痢는 흔히 여름에서 가을에 걸쳐서 發한다. 原因은, 生物이
나 冷한 것 不潔한 것을 먹거나, 風邪에 걸리거나 해서 脾胃를
傷하는 것으로 이러난다. 原因과 體質로 여러가지의 型이 있다.
一般的으로는 以下의 五種類로 나누어진다. 白痢는 흔히 寒濕의
凝結에서 이러난다. 氣의 分을 傷한 것이다. 赤痢는 흔히 暑熱이
小腸에 鬱한 것이며, 榮의 分을 傷한 것. 濕熱痢는 흔히 濕熱이
凝結해서, 榮·氣의 分을 모두 傷한 것.

噤口痢는 흔히 熱邪가 胃를 犯한 것. 休息痢는 病이 오래 끌어
進渉않을때에 이러난다.

〔白痢〕 下痢의 色이 희다. 배가 아프다. 나른해서 일하기 싫
다. 食欲이 없다. 입은 渴하지 않는다. 小便은 濃하지 않다. 脈
은 沈遲, 舌은 白苔(寒證)

〔赤痢〕 血便. 裏急後重 (便意가 있고서 나오지 않는다). 冷하
면 氣分좋고 熱을 싫어한다. 입이 마르고 물을 마시고져 한다. 小
便은 濃하게 된다. 脈은 速, 舌은 붉다.

〔濕熱痢〕 下痢해서 피가 나오다가 안나오다가. 裏急後重. 口
渴. 小便은 黃. 脈은 弦數, 舌은 누리고 진득하다.

〔噤口痢〕 下痢해서 食을 取하지 않고, 惡心嘔吐가 있고 脈은

-- 157 --

沈澁, 舌은 乾

〔休息痢〕 때로는 이러나고, 때로 멈춘다. 여간해서 그치지 않는다. 食欲이 漸漸 준다. 顔色이 누르스름해서 元氣없고. 四肢에 힘없고, 脈은 弱

　取　穴

〔白痢〕　天樞(胃)·關元(任)·大腸兪(膀胱)·足三里(胃)·上巨虛(胃)

〔赤痢〕　關元(任)·小腸兪(膀胱)·下巨虛(胃)

〔濕熱痢〕　天樞(胃)·關元(任)·足三里(胃)·上巨虛(胃)·下巨虛(胃)

〔噤口痢〕　中脘(任)·足三里(胃)·曲池(大腸)·天樞(胃)·復溜(腎)·太谿(腎)

〔休息痢〕　脾兪(膀胱)·胃兪(膀胱)·大腸兪(膀胱)·關元(任)·足三里(胃)·上巨虛(胃)

　說　明

〔白痢〕　天樞·大腸兪·關元에 灸하면 腸中의 寒濕을 除去한다 足三里와 上巨虛를 瀉하면 胃腸의 積滯를 通한다.

〔赤痢〕　關元·小腸兪·下巨虛를 瀉하면 腸中의 熱을 除去한다 導滯의 作用이 있다.

〔濕熱痢〕　天樞·關元 足三里·上巨虛·下巨虛를　瀉하면 胃腸의 濕熱을 淸하게 한다.

〔噤口痢〕　中脘을 補하고, 足三里·曲池·天樞를 瀉하는 것은 補中兼通의 法이다. 復溜·太谿는 腎을 補하고 陰을 滋한다. (補

腎은 同時에 下半身의 活力을 더하고, 上半身의 上衝을 내린다)

〔休息痢〕 大腸兪・關元・上巨虛를 瀉하는 것은 淸腸通中의 作用이 있다. 脾兪・胃兪・足三里를 補하는 것을 脾胃를 健하게 하고 本을 治하는 것이다.

中國醫學에서는 現代醫學的인 原因에 拘碍하지 않고 症狀에 依해서 治法을 區別한다. 여기에 現代醫學의 抗生物質・原因療法을 加하면 鬼神이 鐵槌를 가진 格이 될것이다.

2. 嘔 吐

本症은 흔히 肝氣가 胃를 犯하는 것으로 이러난다. 食傷, 停飮 및 胃熱, 胃寒에 依해서 脾胃虛弱이 되어서 이러난다.

症 狀

(1) 肝氣 胃를 犯한다. (木克土型): 上腹部에서 脇腹이 괴롭게 張하고, 身體가 달고 怒하기 쉽게 된다. (肝積) 上衝해서 嘔氣가 있다. 脈은 弦數, 舌에 苔가없다.

(2) 食傷停飮: 胃가 脹해서 괴롭다. 飮食이 맛이 없다. 大便이 澁한 수도 있다. 氣가 滯해서 딸꾹질이 난다. 舌苔는 누리고 濡하다. 脈은 右關脈 弦滑

(3) 胃熱: 冷한 것을 좋아하고, 뜨거운 것을 싫어한다. 입이 渴하고 舌이 까칠까칠해 진다. 中焦에 氣가 結하고 있다.

(上腹部가 堅하다) 便秘. 脈은 많다. 舌苔는 깊게 黃味를 띠고 있다.

(4) 胃 寒

胃部는 冷한 感이 있고, 싸늘하게 아프다. 食飮이 없다. 때로
便이 굳지 않는다. 입은 渴하지 않고, 四肢는 冷하는 수가 있다.
얼굴이 蒼白하다. 脈은 沈遲거나 無力, 舌苔는 희다.

取 穴

(1) 肝氣가 亢하고 胃가 弱해지는 型 肩髃(胃)·曲池(大腸)·中
脘(任)·足三里(胃)

(2) 食傷停飮：內關(心包)·天樞(胃)·中脘(任)·足三里(胃)

(3) 胃熱：關衝(三焦)·商陽(大腸)·內庭(胃)· 金津玉液(奇) (舌
下의 靜脈을 刺激한다)

(4) 胃寒：中脘(胃)·脾兪(膀胱)·胃兪(膀胱)·天樞(胃) · 足三里
(胃)·氣海(任)

說 明

(1) 肩髃·曲池를 瀉하면 肝氣를 平하게해서 上衝을 내린다. 中
脘·足三里는 胃의 氣分을 좋게 한다.

(2) 內關은 上腹部의 不快感에 든다. 天樞는 大腸經의 經氣가
모이는 곳으로서, 여기를 瀉하면, 滯를 除去한다. 足三里·中脘
은 胃를 調整하고, 脾를 强하게해서 濕(分泌過度)을 治한다.

(3) 關衝과 商陽을 刺絡하면 三焦의 熱을 除去한다. 內庭을 瀉
하면 胃經의 熱을 除去하고 便을 通한다. 金津玉液을 刺絡하면
渴을 止하고 分泌를 增한다.

(4) 中脘·足三里는 胃를 調整한다. 天樞·氣海·脾兪·胃兪에
灸를 하는것은 中을 溫하고 寒을 散한다. (血液의 循環을 促한
다).

中樞性의 嘔吐가 있는데, 器質的인 것은 警戒를 要한다. 이래
우스 腹膜炎의 嘔吐는, 吐해도 氣分이 깨운하지 않다. (手術을
要한다) 全身狀態가 異常이기 때문에 注意하면 곧 안다.

3. 胃痛(한층 바르게 말하면 上腹痛)

(胃가 아프다고 患者가 말할때, 胆石·膵臟炎·腎石症·虫垂炎
·心筋梗塞等의 여러가지의 疾患이 있다. 反射的으로 胃痙攣型의
疼痛이 오는수가 많다.) 氣滯不舒·飮食이 고르지 않다. 刺激物
을 많이 먹는다. 술의 過飮, 過食으로 부터 온다. 또 血의 滯가
結해지고, 濕熱이나 虫으로부터 오는수도 있다.

取 穴

中脘(任)·足三里(胃)·內關(心包)· 氣痛에는 肩髃(大腸)·期門
(肝)·日月(胆)을 加한다. 食物의 滯에는 梁門(胃)·天樞(胃)를 加
한다. 胃火에는 厲兌(胃)를 加한다.

冷해서 이러난 것에는, 脾兪(膀胱)·公孫(脾)·를 加하고, 血의
滯에는 膈兪(膀胱)·期門(肝), 停飮에는 天樞(胃)·陰陵泉(脾)을
加하고, 虫의 痛症에는 地倉(胃)·天樞(胃)· 上巨虛(胃)· 下巨虛
(胃)를 加한다.

說 明

中脘·足三里·內關은 脾胃를 整理하는 要穴이다. 어느 胃痛에
도 應用된다. 氣痛에 肩髃를 使用하는 것은 調氣和中의 때문, 期
門·日月은 肝胆의 募穴이다. 經氣가 모이는 곳 肝氣를 平하게
한다. 停食에 梁門을 加하는 것은 消化를 돕는다. 天樞는 大腸에

의 通함을 좋게 한다. 胃火에 內關·厲兌를 配하는 것은 胃를 瀉하고 火를 淸한다.　冷中한 것에 脾兪·公孫을 取하는 것은 脾胃를 溫하고, 中을 整한다.　血瘀에 膈兪를 加하는 것은 이것이 血의 會穴이기 때문에 期門은 肝을 安케　하고 血을 活하게 한다. 停食에 天樞, 陰陵泉을 加하는 것은,　脾를 健하게 하고 濕을 化한다. 地倉은 虫을 鎭하고 痛을 止한다. 天樞·上·下巨虛는, 脾胃를 調理하는 作用.

症의 說明

實症은 壓하면 아파한다. 虛症은 壓해도 氣分이 좋다.　氣痛이란 가슴이 막힌듯하며, 虛嘔吐하고, 한숨쉬고, 脈은 흔히 沈으로서 弦, 停食은 胃部가 脹하고 트림이 난다.　먹으면 아픔이 더한다. 胃火란 疼痛이 때로 무겁고 때로 가볍다.　입이 渴해서 자주 마시고져 한다.

脈은 흔히 數實이다. 冷中은 痛症이 鈍하게 繼續한다.　暖하게 하면 좋아진다.　四肢가 冷하는 수가 있다.　血瘀란 쩌르는 듯한 痛症이 끊임없이 있고,　大便에 피가 나오는 수가 있다.　停飮은 上腹部가 뭉클뭉클하고 흰 睡汁을 吐하고, 舌은 白苔를 입는다. 虫痛은 때로 많은 水같은 것을 吐하고, 痛症이 往來한다.

4. 便　秘

原因은 여러가지 있는데 虛實로 나누어서 생각한다. 實症은 흔히, 胃腸의 實熱이 있고 鬱滯해서 이러난다. 虛症은 오래된 病으로 陰이 虛해서 이러난다. 或은 老年이 되어서 精血不足하고, 發

汗하고, 小便이 過多하거나 해서 이러난다. 新産婦로 氣血이 回復않기 때문에 이러나는 수도 있다.

實症에서는, 腹脹口渴하고 입술이 붉고, 食欲이 없고, 大便이 꾸덩꾸덩해서 下하지 않는다. 舌苔는 厚하고 黃色으로 脈은 數이다.

虛症은 배가 脹하지 않고, 입은 微乾하고, 小便이 많고, 顏色은 누르스름해서 元氣가 없다. 或은 兩頰이 붉다. 脈은 弦細.

取 穴

〔實症〕 中脘(任)·足三里(胃)·曲池(大腸)·內庭(胃)

〔虛症〕 三陰交(脾)·復溜(腎)·照海(腎) · 支溝(三焦) · 足三里(胃)·大腸兪(膀胱)

說 明

實症에서, 中脘·足三里를 瀉하는 것은 胃腸의 熱을 除去하고 便을 나오기 쉽게 한다. 曲池, 內庭은 上衝을 下하고 胃腸을 調和한다.

虛症에서, 三陰交·復溜·照海를 補하면 陰을 强하게 하며, 燥를 潤하게 할수가 있다.

支溝, 足三里, 大腸兪는 便을 通한다.

5. 脫 肛

이 病에도 虛實이 있다. 大便이 乾해서 굳고 努責해서 이러나는 것은 實症, 下痢가 오래동안 멈추지않고, 正氣不足, 氣가 虛해서, 沈하고, 昇하지 않는것은 虛症, 實症에서는 大便이 굳고 힘을 주어도 누기 어렵다. 無理하면 肛門이 나와서 紅腫하고, 아프고 가렵게 된다. 虛症에서는 氣가 虛해서 힘없이 肛門이 나온다.
몸은 弱해지고 힘이 없다. 精神이 活潑하지않다. 虛弱.

取　穴

〔實症〕　天樞(胃)・大腸兪(膀胱)・足三里(胃)・內關(心包)

〔虛症〕　百會(督)・神闕(任)・氣海(任)

說　明

天樞・大腸兪를 取하는 것은 兪와 募를 結한다. 이것에 針하면
大腸의 經氣를 調整한다. 內關은 熱을 除去한다. 三里는 胃氣를
降해서 大便을 通한다. 百會는 手足의 三陽經의 交 陽氣를 促한
다. 神闕・氣海에 灸하면 氣陷함을 治하고, 肛門의 筋을 緊張시
킨다.

6. 食道痙攣

食道가 過敏하게 되었기 때문에, 조금 굳은것, 冷한 것, 뜨거
운 것等이 通하면 突然痙攣해서, 吐하지도 못하고, 내려가지도
않고 苦痛하는 수가 있다. 動脈硬化症의 하나의 症候로서 나타나
는 수도 있고, 食道憩室이 있어서 이러나는 수도 있고, 또 가장
많은 것은 神經症의 一症狀으로서 나타나는 수도 있다.

異物이 결려서 痙攣했을때는, 재빠르게 등을 두드린다. 幼兒나
小兒같으면 꺼꾸로 해서, 가슴을 두드리면 反射的으로 吐出하는
수가 있다. 神經症의 境遇에는, 暗示療法이 有效한 수도 있다.
또 針灸가 잘 듣는다.

取　穴

局所取穴 天突(任)針・膻中(任)灸・風池(胆)・ 天柱(膀胱)・身柱

(督)・膈兪(督膀)에 置針하면 좋다.

7. 胃카 달

單純한 胃카달은, 食餌를 注意해서 二, 三日 胃를 쉬게해주면 治療를 않고도 낫는다. 이것에 胸痛, 嘔氣等이 加하고, 食欲이 없고 上腹部가 무주룩하게 괴로운 것에는,

取 穴

胃兪(膀胱)・脾兪(膀胱)・三焦兪(膀胱)에 皮內針, 또는 灸温針을 하면 좋다. 循經取穴로서, 手三里(大腸)・足三里(胃)의 灸는 흔히 常用된다. 또 翳風(三焦)・曲鬢(胆)도 使用해서 좋다. 勿論 中脘 (任)을 中心으로 해서 要穴에 散針을 하는것은 흔히 하는 일이다.

8. 胃아토니와 胃下垂

胃만의 아토니는 없다. 大概 內臟下垂의 하나의 症狀이다. 總論에서 述한 太極療法的取穴, 生活의 改善, 筋肉의 鍛鍊, 食養生等이 必要하다.

胃下垂는 X레이檢査에서 흔히 發見되어서, 患者를 下垂노이로제로 만드는수가 많은데, 實際는 實害가 적은것이며, 요즈음의 美國의 內科書에서는 病名으로서 들지 않은것이 많다. 下垂라고 말하고 있는것이 大概는 胃腸노이로제가 많다. 그 點을 잘 患者에게 納得시켰을 뿐으로 安心해서 症狀이 輕快하는 수도 많다. 所謂 强壯穴을 取穴하고, 灸를 조금 持續해서 行하게 하는것은 神經의 訓練도 되고 全身에 活氣를 喚起시키기 때문에 大端히 좋

다.

取　穴

中脘(任)・天樞(胃)・章門(脾)・肝・**脾**・腎兪(膀胱)・百會(督)・
手足의 三里(大腸・胃)等에 灸를 한다.

穴은 때때로 變更한 편이 좋다.

9. 胃痙攣

胃痙攣이라고 俗稱하고 있는것은 上腹部의　劇痛과 한가지로,
心筋硬塞・胃穿孔・胆石症・脺臟炎・腎石症等으로 反射的으로 胃
部에 痛症을 느끼거나 嘔吐를 이르키거나 하는 것을 말한다.　劇
症의 境遇에는,　寸刻을 다투어서 外科에 보내지 않으면　안되는
病도 있다는 것을 잊어서는 안된다.

그러나 한편 히스테리, 모르히네中毒,　身體의 곳곳에 있는 障
害로 부터의 反射痛等도 있고해서 惹端스러운데 比해서　針灸로
簡單하게 낫고마는 實例도 있기 때문에　應急療法도 習得해 두는
편이 좋다. 于先 가장 손쉬운 取穴은, 背部의 脊柱兩側의 膀胱經
의 第二行(兪穴) 또는 第三行을 觸診해서, 壓痛點은 어디에 가장
顯著한가, 筋肉의 陷下(내가 말하는 Niches atoniques)가　어디에
있는가를 찾아서, 거기에 置針한다.　때로는 深刺가 잘 듣는데,
銀의 毫針은 허리가 弱하기 때문에,　置針中에 患者가 몸을 움작
이면 굽어서 빠지지 않게 되거나, 부러지거나 하는수가 있다. 빠
지지 않을 때는 筋肉의 局所的 痙攣이기 때문에,　그 周圍에 "마
중針"을 두세게 놓고서 一擧에 잡아빼면 좋다. 부러진 境遇는 잘
주무러두면 좋다. 나는 自己自身 또는 妻에게, 故意로 折針을 腰

部에 試했는데, 十數年後도 거의 같은 部位에 있어서 特別한 害는 없는것 같다. 暫時는 運動時에 疼痛이 있는데 그러한 데는 局所麻醉劑를 注射해두면 곧 낫기때문에, 구태여 外科的으로 手術을 안하는 편이 좋다. 그편이 훨씬 큰 傷害를 남기기 때문이다. 針術用의 毫針은 가늘어서, 筋肉線維에 混入되면, X레이로 寫眞을 찍어서 部位를 確認해 두어도 여간해서 除去하기 어려운 것이다. 患者에게는 放置해도 害가 없다는 것을 잘 가르쳐 두는편이 좋다. 但 無理解한 外科醫라면, 患者를 危脅해서 無理하게 빼내려고 해서 數回 手術해서 겨우 除去했다는 等의 實例가 있다.

나는 요즈음에는, 허리가 强한 中國針의 長針이나, 韓國針(스텐레스스틸)의 磨製를 使用한다. 이것은 그다지 굽혀지는 수가 없다. 굵은 境遇에는 夢分流의 打針法으로 刺入하면 그다지 아프지않고 깊게 刺할수 있는것이다. 韓國針은 柄과 針體가 一體이기 때문에, 그대로 灸溫針으로 해도 좋다. 東洋針灸學校의 卒業生에는, 이러한 境遇 注射針을 刺入해서 灸溫針을 行하고 있는 者도 있었다. 새로 잘 간 注射針은 단번에 刺入하면, 생각한것 보다 아프지 않는것이다.

取 穴

흔히 使用하는 穴은, 肝·胆·脾·胃·三焦兪(膀胱)·膏肓·脆門·胞肓의 三肓(膀胱)附近에서, 그 二, 三對, 或은 一側을 使用한다. 여기에 上腹部散針, 胃經의 三里·豐隆·內庭等의 循經取穴을 加하는 것도 흔히 한다. 但 胃痙攣이라고 해도 胆囊炎·胃石·心筋梗塞의 境遇에는, 取穴에는 取穴이 다르다. 그러나 이러한 劇症에서는 壓痛이 比較的 分明한 것으로서, 大體의 部位關係

經絡을 잘못아는 일은 避할수 있다.

虫垂炎의 第一日째의 "胃痙攣"에는 要注意, 이것은 虫垂炎의 項에서 述한다.

10. 食　　傷

腐敗한것, 毒性이 있는 菌이 附着한 것을 먹었을때, 或은 有毒物을 먹었을때, 自然의 作用으로서, 이것을 排除할려고 하는 防禦反應이 이러난다. 嘔吐, 下痢等은 그 하나의 現象이며, 熱이 난다는 것도 그 하나이다. 때문에, 自然治癒를 妨害않기 爲해서는 放置해 두는것이 第一인것 같기도 생각된다. 그러나 다음과 같은 理由로, 針灸와 같은 治療도 有用하게 된다.

(1) 嘔氣가 이러나서 嘔吐가 充分히 이러나지 않는다.

(2) 下痢를 하는데, 所謂 裏急後重＝便意만 旺盛하게 이러나고, 內容이 시원하게 나오지 않는다.

(3) 배가 아프다.

(4) 發熱에 同伴하는 不快한 症狀이 있다.

이들은, 本來 바람직한 反應이 不足이나 度過하게 이러난 境遇로, 이것을 藥物로 無理하게 멈추지 않고 自然治癒反應에 直한 方向으로 制禦한다는 것이 바람직하나. 그것에는 針灸는 가장 害가 없다. 勿論 針灸만으로 끝나지 않는 境遇도 있다. 例하면 有害物의 攝取의 境遇, 좀더 積極的으로 胃腸洗滌等을 하는편이 좋은수도 있다.

取　穴

腹痛에 對해서는 裏內庭의 多壯灸를 推獎하는 者가 많다. 嘔吐로促하는데는, 內關(心包)·中脘(任)·巨闕(任)等에 刺針을 하는것도 좋다.

下痢에 對해서는, 腹部의 脾經, 特히 左側의 脾經의 刺針이 常用된다. 또 梁丘(胃)·足三里(胃)에 灸를 하는 사람도 있다.

背部의 兪穴, 脾·胃·三焦·大腸兪에 灸 또는 灸溫針을 行하는 것도 一法이다.

參考로, 美國에서는 兒童이 무엇을 먹었는지 모르지만, 毒物인듯한 것을 먹은 境遇의 應急處置로서, 蛋白質을 굳히는 진한 茶, 毒을 吸着하는 炭粉, 酸 알카리를 中和하는 牛乳, 거기에 微溫湯을 넣어 마시게 하고, 목구멍을 깃털로 휘젓어서 吐하게 한다. 이것도 하나의 方法으로 周圍에 있는 物件으로 할수있기 때문에 외어두면 좋다.

11. 胃酸過多

이것도, 胃炎 또는, 胃潰瘍의 하나의 症狀으로서 나타난다. 所謂 가슴앓이가 있으면 胃酸過多라고 생각하는 사람이 많으나, 胃酸이 적어도, 或은, 胃를 全部 除去한 사람이라도 가슴앓이는 한다. 가슴앓이는 食道炎의 症狀이라고 하는 사람이 있다.

取 穴

無條件 制酸劑를 먹지말고 于先 病을 確認할 必要가 있다. 對症療法으로서는, 膈兪(膀胱)·脾兪(膀胱)·三焦兪(膀胱)近處를 잘 주물어 풀어줄것, 特히 壓痛이 强한 點에 灸를 할것, 그런 意味

-- 169 --

로 小野寺氏의 臀部壓痛點이라도 좋다.

三里(胃)부터 下의 諸穴의 壓痛을 찾아서 一穴 또는 二, 三穴
에 針을 해도 좋다. 曲鬢(胆)・翳風(三焦)의 壓痛도 試해보면 좋
다.

12. 吐　　　血

嘔氣와 함께 피가 나오는 것이 吐血이며, 기침과 함게 피가 나
오는 것이 喀血이다. 肺結核은 적어졌기 때문에, 요즈음은 血痰
은 많이 보이나 喀血은 적어졌다.

患者가 피를 吐했다고 하는 境遇에 이 區別을 하지 않으면 안
된다. 또 鼻血이 流出해서(特히 外傷等의 때) 피를 吐하는 수도
있다. 胃에서 피가 나는 것은 胃潰瘍・胃癌이 가장 많다. 前者의
편이 大量으로 나기 때문에 救急處置가 必要(輸血等). 其他에 肝
硬變에서 이러나는 門脈高血壓으로 賁門部에 靜脈瘤가 생겨 突然
大出血을 이르키는 수가 있다. 吐血로 밖에 나온 血液에는 胃液
이 섞여서 洗面器 가득히 나왔다 等으로 말하지만 血液만이 아닌
딴물이 섞여 있는것이다. 但, 입에서 나오는 境遇에는 腸에도 相
當한 量이 흐르기 때문에, 갑짜기 血壓이 低下해서 쇼크死하는 수
도 있다.

醫治가 미치지 않을때는 水分만이라도 마시게 한편이 좋다. 마
시면 吐한다고 해서 禁止해서 脫水狀態로 하는것은 좋지않다. 肛
門으로 大量의 微温湯에 小量의 食鹽을 섞어서 注入해 주는것도
갑작스런 境遇의 處置로서는 좋다. 注入펌푸가 없으면 石油用의

펌푸를 잘 씻어서 脫腸과 같이해서 넣어주면 좋다. 大部分은 **流** 出해도 얼마간은 남기 때문에 數回하면 좋다.

胃의 運動을 靜止시킬 目的으로 옛부터 胃部에 어름을 대는것 은 흔히 하는데, X 레이로 보면 도리어 胃의 運動을 亢進시키는 수도 있다고 한다. 背部에 灸를 하고 (兪穴) 또 芥子泥로 刺激하 고, 또는 컵에 脫脂綿을 넣어서 吸角을 붙히는 것도 一法이다.

그러나 針灸師로서는, 救急處置가 끝나면 곧 病院에 患者를 보 내는 手配를 하고서 責任을 언제까지나 안지는 편이 賢明하다. 無醫村이나 僻地이면, 內科書의 指示에 따라서, 食餌를 流動食에 서 차츰 묽은粥・全粥으로 더해주는것이 좋다. 於此彼 相當히 危 險한 症候이다. 陽陵泉(胆)이 內臟止血의 特効穴이라고 쓰여 있 지만 病나름이다.

13. 血 便

消化器內로 부터 出血이 있으면 血便이 날터이지만 上部消化管 으로 부터 나온 피는 黑色이 되어서 테르狀便으로 된다. 下部 消化管으로 부터 나온것은 붉어서 피의 色을 하고있다. 大便이 粘血便일 때는 一應 急性下痢를 伴하면 赤疫을 疑心해서, 届出을 하지않으면 안된다. 下部大腸에서 恒常 粘血便이 나와서, 때로 便이 細하게 되는것 같은 境遇는, 直腸癌을 疑心하고, 直腸鏡으 로 檢査할 必要가 있다. 痔核에서 血便이 나온것과 잘못아는 수 가 있기때문에 注意를 要한다. 各其의 病에 따라서 治療가 달라 진다.

下痢의 境遇의 應急處置로서는 急性腸炎에 準한다. (痔는 痔核

의 項을 參照) 黑色便은 于先 醫師에 보내서 診斷을 確認하지 않
으면 안된다. 胃炎이라도 相當量의 出血이 있는수가 있으며,　針
灸의 適應이기도 하나,　難病을 쉽게 떠맡으면 안되기 때문에 注
意할것.

14. 腹　　　痛

腹痛이라고 해도 腹部諸臟器의 各種의 疾患에서,　上은 肺炎・
心筋梗塞・히스테리까지 甚한 腹痛을 이르키는 수가 있기때문에,
鑑別診斷은 어렵다. 針灸로 治療해보면,　痛症이 甚한데 比해 簡
單하게 낫는 것으로 부터,　器質的變化, 心因性因子 等이 複雜하
게 얽혀서 治療에 大端히 時間이 걸린다. 또는 難治한 수도 있
다.

近傍에 精査하는　道具가 없는 境遇에,　손쉽게 大略의 目標를
세우기에 알맞은 것은 壓診, 및 擦診法이 있다. 이것에 對해서는
따로 "壓診과 擦診"이라는 한 卷의 册이 있을程度이기 때문에 詳
細는 여기서는 省略한다.　例하면 心筋梗塞等이 있으면 心臟附近
에 손가락 두개로 皮膚를 접었을때에　무엇이라고 말할수없는 不
快感과 함께 他覺的으로도 局所에 浮腫感을 느낀다.

獨逸의 에리자베트・벡케의 結合織맛사지는 그러한 局所를 目
標로 해서 指頭로 접는것 같은 手技를 推賞하고 있다. 信州의 鹽
澤氏는 挫刺針이라고 해서 先端이 굽은 特殊針으로 皮下結合織을
비트는 針法을 硏究하고, 中國에서는, 皮下에 穿透針이라고 해서
長針을 橫으로 刺하는 針法이 있다.　어느것이나 同工異曲인데,

原因不明의 腹痛에는, 背部의 兪穴, 或은 胸腹部를 더듬어서, 그와같은 局所的浮腫感이 있는 部位에 局所治療를 하는것도 試해서 좋다.

四總穴에서는 腹痛은 三里를 于先 試한다고 하는데, 이것도, 手技의 妙와 步調를 맞추어 有效한 境遇가 많다. 이 境遇 刺激의 强弱, 補瀉를 잘못하지 않는 것이 要領이다.

效果는 原因에 따라서 다르며, 病의 輕重에 따라 다르기 때문에 무엇이라고 말할수 없다. 그러나 딩굴면서 괴로워하는 患者를 한대의 針으로 고쳐지는것 같은 場面에 맞다드리면, 針의 滋味에 陶醉해서, 이런것인가 하고 그 魅力에 사로잡히고 마는 것이다. 腹痛은 흔한 것이기도 하고, 솜씨를 試驗하기에는 좋은 機會이기 때문에, 억지를 서라도 서 달라고 할 程度로 手腕을 練磨하면 좋다.

15. 急性腸炎

下痢・腹痛에는 素人이라도 懷爐를 넣거나 해서 治療를 한다. 그러나, 懷爐보다 灸의 편이 듣는다. 뜨거워서 싫다고 하는 사람에게는 醬灸(臍에 된장을 넣고서 灸를 한다) 鹽灸(同上 소금을 넣는다) 知熱灸・電灸器가 잘 듣는다.

取   穴

中脘(任)・天樞(胃)・章門(脾)・關元(任)等, 腹部의 要穴을 數穴 選擇해서 行하는 것도 좋고, 背部의 兪穴에 灸溫針을 施하는 것도 좋다. 穴을 選擇하기 前에 指頭로 잘 주물러서, 硬結, 陷下의 느낌을 와어두면 좋다.

16. 胃潰瘍

胃潰瘍에는 部位 程度에 差가 있으며, 症狀이 여러가지 있다. 一般的으로 幽門에 가깝게 이러나면, 通過障害, 過酸, 停滯等, 症狀이 强하고, 出血, 穿孔, 通過障害에 依한 胃擴張等의 二次的 障害가 혼히 手術을 必要로 하게 된다 .體部에 있는 潰瘍, 및 近來 많은 副腎皮質홀몬 連用에 依한 潰瘍은 症狀이 比較的적고, 穿孔, 出血이 突然 이러나는 수가 있어서 醫師가 誤診하는 수가 있다.

最近은 十代의 兒童에게도 이와같은 危險한 二次性變化를 이르키는 수가 있는것은, 一般의 生活에 餘裕가 없고, 스트레스가 너무 많기때문일 것이다.

炎症과 治癒와를 反復하는 中에 癌으로 變性하는 危險도 있다. 原發癌과 潰瘍에서 온 癌의 比率은 16~6%라고 한다.

胃潰瘍때문에 오래 灸治를 받고있던 사람을 手術해보면, 結合織이 많은, 平底性潰瘍으로 되어 있는수가 많다. 一回一回의 潰瘍의 治癒에는 所用되고 있지만, 食餌, 生活等의 不適正으로 이러나는 再發은 防止할수 없었던 것일 것이다.

潰瘍이 있는 사람은, 反射的으로 背部에 相當히 廣範圍하게 背筋의 緊張이 나타난다. 이것을 針灸로 緩和시켜줄 뿐으로도, 症狀이 편해졌다고 하는 사람이 많다. 또 사람에 따라서는, 背部에 打膿灸를 年一回하면 效果가 持續해서 좋다고 하는 者도 있다.

取 穴

足三里(胃)에 灸를 하면 胃酸過多를 이르킨다고 하는 者도 있는데, 刺激의 程度나, 他穴과의 配合으로 반드시는 極情은 없는 것 같다. 三里(胃)·陽陵泉(膽)·陰陵泉(脾)·上肢에서는 三里(大腸)·孔最(肺)·四瀆(三焦), 頭面에서 四白(胃)·聽宮(小腸)等은 平田氏帶에 該當하는 穴이기 때문에, 어느經과의 交點을 使用하는가 하는點만 注意하면 三里도 適應症이 된다.

針灸뿐만 아니라 生活全體를 規正하는 것은 勿論 重要한 일이며, 이것은 여간해서 안되는 사람이 많은것은 遺憾스러운 일이다 胃潰瘍이 있는 사람은 때때로 癌의 檢診을 받아둘 必要가 있다. 요즈음은 內視鏡, X레이 檢査가 進步해서, 日本에서는 早期癌의 發見率이 相當히 좋아졌다. 但 檢査의 受診率은 적고, 손늦추게 하는 患者도 많다.

17. 虫垂炎

갑짜기 嘔氣와 嘔吐가 있고 "胃가 아프다"고 하는 症狀으로 虫垂炎이 始作하는 수가 많다. 約 1/3에는 反射的으로 下痢形의 症狀까지 이러나기 때문에 滯症으로 잘못알고 下劑를 使用하는 수도 많다. 平均 2日째에 穿孔하는 수가 많는데, 그때까지에 周圍에 癒着이 이러나면 局限性腹膜炎으로 그쳐서, 큰일에 이르지 않고 自然治癒하여, 癒着않으면 汎發性腹膜炎이 되어서 큰일에 이른다. 以前은 汎發性腹膜炎을 이르키면, 20~30%의 死亡率이 있었고, 낫는데에도 時日이 걸려서 數個月을 要하거나, 癒着性이 레우스를 이르키거나 하기 때문에 死病, 重病의 類로 指目되고 있었다. 現在에는 抗生物質의 發見으로, 腹膜炎을 이르켜도 死亡

-- 175 --

率은 約 0.5%로 줄고, 또한 腹部를 잘 洗滌하면, 後遺症도 그다지 남기지 않고 낫는 수가 많아졌다. 그러나, 그만치 虫垂炎을 重視않게된 傾向이 있고, 若干 손늦춘 氣味로 入院하는 사람이 많다.

虫垂炎은 最初, 局所의 循環障害로 부터 始作하는 수가 많고, 抗生物質을 充分히 投與해도 穿孔을 防止한다고는 限하지 않는다. 針灸를 할것같으면 可及的 初期에 試해서 頓坐를 目標하면 좋다. 그리고 右下腹部에 自發痛, 壓痛이 이러나는 病은 實로 種類가 많고, 尿路結石, 婦人科疾患・回腸疾患・때로 肺炎의 反射痛까지 이러난다. 現在에는 二日間 治療해서 治癒가 시원치 않으면, 一且 精査한 편이 좋다. 意外의 病을 發見하는 수가 때로 있다.

어느 醫師가 右下腹部에 硬結이 있고, 스트렙트마이신을 注射하면 下熱하고, 便에도 出血을 認知하지 않고 스스로 虫垂炎이라고 診斷해서 保存療法을 해서 數個月後에 開腹手術을 했을 때는 回盲部癌이 相當히 進行해서 손늦어지고 있었던 일이 있다.

또 早期에 治療하면 대스럽지 않은 아쿠치노미코제, 子宮外姙破裂等도 있기때문에, 二日以上 治療해서 症狀이 變하지 않거나 惡化할 때는 針灸의 適應이 아닐른지도 모르니 一且 疑心할 必要가 있다.

取　穴

局所取穴　氣海(任)・右大腸兪(膀胱)

近隣取穴　中脘(任)・嘔吐等에 對해서 循經取穴 肝經・脾經의 病으로서 그 要穴을 取한다. 中國에서는 闌尾穴(奇穴 上巨虛(胃)의 上一寸, 壓痛點)

요즈음 내가 發見한 滋味있는 事實이 있다. 虫垂炎을 腰椎麻醉로 手術하면, 虫垂를 땅겨낼때, 惡心嘔吐가 오는 사람이 거의 반이다. 그때 左足의 第三指(丸山 長濱氏의 八兪經)이 通電量이 갑짜기 增大한다. 여기에서 힌트를 얻어서, 術前에 第八胸椎의 左側을 찾아보면 大槪 壓痛이 있다. 그래서 이 部分을 불록하게 해두면 虫垂를 땅겨내도 嘔吐나 惡心이 이러나지 않는다. 왜 이런 곳에 變化가 이러나는가는 알수없으나, 샤이트敎授가 指摘한 平衡障害 等屬에 該當하는 것은 아닐까.

18. 黃 疸

黃疸이라고 해도 여러가지의 境遇가 있다. 新生兒의 溶血性黃疸과 같은 治療를 要하지 않는것으로 부터, 肝自身의 疾患에서 이러나는 것 (이것이 요즈음에 大端히 많다) 胆石等으로 胆道가 閉塞되어서 이러나는 것 等等이 있다.

美國에서는 傳染性黃疸이 多發하기 때문에, 이 病原體는, 煮沸해도 죽지않기 때문에 注射針으로부터의 感染을 重視하고 있다. 한사람의 黃疸患者를 發見하면, 保健所에서 職員이, 以前 治療한 醫師의 消毒法까지 調査하고 다니기 때문에, 요즈음은 注射針은 原則으로서 한사람에 하나式 쓰고 버리기로 하고 있다 한다. 美國의 醫師가 針術을 보고, 이것을 다른患者에게도 使用하는가, 黃疸을 이르킨 일은 없는가 等 頻繁하게 問議하고 있었다.

化膿菌에 對해서는, 現在程度의 消毒으로 實害는 없다고 생각하는데 黃疸의 感染問題까지 世間의 注目을 끌게되면, 患者마다

새로운 針을 使用하게 될지도 모른다. 알콜消毒·煮沸程度로서는
안된다고 하는것이기 때문에 處置가 困難하다. 한사람에 한개를
써서, 그것으로 여기저기 治療하고 針管은 그만두는 時代가 될것
이다. 著者는 적어도 黃疸患者에는 針은 하지않고 灸治를 쓰도록
하고 있다. 針을 할것 같으면 쓰고 버린다. 效果는 原因에 따라
서 다른데` 食欲不振, 不眠, 痒感, 背痛等에는 有効하다.

取 穴

食欲不振：中脘(任)·膻中(任)· 期門(肝)·章門(肝)·曲泉(肝)·
肝兪(膀胱)

不眠症：完骨(胆)·百會(督)·身柱(督)를 加한다.

痒感：曲池(大腸)·大巨(胃)·關元(任)을 加한다.

背痛：背兪穴 2—3對

胆石症에서 이러난 黃疸에는, 胆兪(膀胱)附近의 壓痛點에 深刺
해서 即効가 있는수가 있다. 陽陵泉(胆)·光明(胆)·或은 奇經〔臨
時(胆)—→外關(三焦)〕이 좋다.

19. 腸神經症과 腸狹窄症

腹部에 外科手術을 받은 뒤, 자주 腹部에 不快한 느낌, 또는
疼痛, 때로 惡心, 嘔吐等이 이러난다. 이것이 腸閉塞症이 있는것
인가, 神經症인가 어려운 問題이다. 腹腔全體에 相當히 强度의
癒着이 있어서 20年 가까이 아무 病狀도 없이, 突然 腸閉塞을 이
르키는 例도 있다. 이르키는 편은 說期할수 있으나, 只今까지 왜
이르키지 않았는가 라는 편이 說期 困難이다. 外科醫에 따라서는

-- 178 --

腸閉塞은 손을 늦추면 死亡率이 많다고 하는 理由로, 수상하다고 생각하면 곧 開腹하는 사람도 있다. 그리고 實際 開腹하기 잘 했다고 생각되는 例도 確實히 많다. 그러나, 開腹해보니 癒着은 있으나 大端한 일은 없다고 하는 例도 있다.

手術해야 할것인가, 待期해야 할것인가, 한다면 언제 하는가라는것은 個個의 境遇로 다르기 때문에, 一括해서 말할수는 없다 그러나 여기에서 잊어서는 안되는 것은, 배가 아프다고 하는것은 곧째지 않으면 안된다고 하는것은 아니라고 하는 것이다. 但, 모르히네劑와 같이 腸을 麻痺시켜서 痛症을 누르는 治療는 될수 있는限 避하고 싶다. 그러면, 保存的療法으로 有力한 것은 神經불록이나, 針灸이다. 이레우스라고 생각된 術後의 腹痛이 針灸로 簡單하게 낫는 實例는 많다. 또 原因不明의 腹痛으로, 여기저기의 大病院에서 外科醫에 精査되어서, 原因不明의 것이, 手術創 其他의 障害等屬의 불록으로 낫고 말았다고 하는 實例가 "神經療法"을 쓴 후네케와, 日本에서도 페이크리닉크의 報告에도 있다. 針灸도 "神經療法"의 一種이기 때문에, 一亘 試해도 좋다.

但, 아무래도 手術을 받지않으면 낫지않는 例도 있기 때문에, 언제까지나 患者를 놓지않고 治療해서 원망받지 않게할 必要가 있다.

取 穴

取穴은 여러가지 있다. 初步的으로 簡單한 것은, 背部의 兪穴을 中心으로 해서 筋肉의 硬結, 壓痛, 陷下等을 調査해서, 數個所에 置針, 灸溫針을 行하는것, 高等戰術이 되면, 四肢의 要穴을

잘 利用해서 循經取穴을 行하는것 等 뗀에서 부터 송곳까지 있다.

　그러나 初心者라도, 意外로 劇症이 治療되어서 크게 콧대를 높일수 있는 境遇도 있다. 어떻게 苦心을 해도 안되는 것도 있다. 針灸의 試金石으로서는 가장 效果가 分明한 症候이기 때문에, 잘 注意해서 試해보면 좋다.

20. 肝硬變症

肝細胞가 變性해서 肝臟全體가, 쑤세미를 말린것 같이 된 狀態를 肝硬變이라고 한다.　腸은 길이가 8미터나 있어서 거기에 血液이 全身의 約 1/4이나 流入해오는데,　이血液은, 他의 靜脈과 달라서, 直接으로 右心室에 도라가지 않는다.　門脈이라고 하는 血管을 通해서 肝臟에 들어가고, 毛細管으로 나누어저, 여러가지의 處理, 解毒·糖質를 구리코겐으로 해서 蓄積하는 等의 處理를 받는다.　門脈에는 一定한 血壓이 必要하다.　이것을 門脈壓이라 한다.　그것은 門脈의 拍動과는 關係가 없고, 主로,　腸管의 運動에 依한 壓縮力에서 生한다. 結果로서,　같은 腸管의 運動에 對해서 肝臟의 毛細管의 抵抗이 더하면, 門脈高血壓이 된다.　그 程度가 一定限度를 넘으면,　脈管에서 蛋白質을 含有한 血精이 腹腔內에 浸出해서 腹水로 된다.

때문에 肝硬變이 腹水가 고이겄금 되면 오히려 末期症狀이다. 그렇게 되기前에 肝에 對한 治療를 行하는 것이 必要하다.

但 腹水는 肝硬變特有의 症狀은 아니고, 結核性腹膜炎, 癌性腹膜炎, 其他 腎疾患等으로도 이러난다.

古來의 治驗例를 보면, 針灸 特히 灸, 或은 枇杷의 잎을 灸해서 腹壁을 摩擦한다고 하는 療法으로 尿量이 더하고, 腹水가 消失했다고 하는 報告가 있다. 그러나 疾病自身까지 낫는가 어떤가 쓰여있지 않다.

取 穴

利尿의 穴로서, 水分(任)·關元(任)·章門(肝)·復溜(腎)等을 말하고 있는데, 이 種類의 疾患을 針灸만으로 治療할려고 하는것은 無理이다.

最近은 外科에서는, 門脈壓의 亢進때문에 이러나는 消化管의 出血을 防止하기 爲해 門脈과 腎靜脈吻合을 行하는 수가 있다. 以前에 흔히 한 오뚜기의 手術, 大網膜을 皮下에 縫合해서 마이파스를 만드는 手術보다 有效하며, 내가 알고있는 患者로는 術後 十餘年, 大酒를 마시고도 오히려 生存하고 있는 例도 있다. 그러나 그 同生되는 분은 잘 養生을 지켰는데도 二年程度로 死亡하고 말았다. 肝硬化의 進行에는 個人差가 크기 때문에, 治療가 어느 程度 들었는지 判斷하는 것은 困難하다. 그러나 戰爭前보다 只今은 좋아져 온것은 確實하다.

21. 胆石症과 胆囊炎

他病으로 죽은 老齡의 婦人을 解剖해보면 約 1/4에 胆石이 發見된다. 그것이 生前, 胆石發作을 이르키지 않은 例도 많다. 요지음의 思考方式으로는 結石이 먼저 생기는것 보다, 于先 胆道의 지스키네제 (運動不調)가 있고, 胆汁이 停滯해서 結石을 생하는 수도 있다고 한다.　이 지스키네제의 療法에는 針灸는 獨自의 意味를 가지고 있다.

라고 하는것은,　痙攣에 對해서는 寬解하는 方向으로 作用하는 手技나 效果가 있으며, 또 아토니에 對해서는 이것을 緊張시키는 手技나 效果가 있기 때문이다.

實驗的으로 健康人에 해본 實驗에서는 胆兪(膀胱)의 刺針은 胆囊을 收縮시키고, 竅陰(胆)의 刺激은 逆으로 緩하게 했다고 하는 報告가 있는데, 胆石發作時에는, 반드시 胆兪에 刺針해서 痛症이 더한다고는 할수 없으며, 逆으로 鎭痛하기 때문에,　어느 條件下의 效果와, 健康人에 行한 觀察은 一致한다고는 限하지 않는다, 勿論, 같은穴을 使用해도 手技에　따라서 效果가　달라지는 것도 생각하지 않으면 안된다. 또, 病自身에도 劇症도 있고, 同一條件으로, 어떻게 하면 이렇게 된다는 結論은 얻기 어렵다.

取　穴

肝兪(膀胱)・胆兪(膀胱)・膈兪(膀胱)의 深刺, 또는 置針, 灸溫針 循經取穴로서는 臨泣(胆)・外關(三焦)・陽陵泉(胆)・四瀆(三焦)과 합하는것도 좋다. 頭部에서는 風池(胆)・完骨(胆)・百會(督)도 選穴해서 좋다. 腹部의 日月(胆)・衝門(脾)・中脘(任)・鳩尾(任)等을 主로 해서 取穴하든가 背部를 取穴하든가,　함께 刺激하든가로, 作用差가 있는수도 있다.

重症으로, 胆囊이 破裂해서 腹膜炎을 이르키면, 虫垂炎의 腹膜炎보다 그 後가 나쁘기 때문에, 高熱, 劇痛, 黃疸, 디펜스(筋性防禦)가 强한 것은, 針灸만으로 治療하는 것은 생각할 點이 있다.

22. 腹膜炎

腹痛, 發熱, 壓했을 때보다 놓았을 때의 편이 아프다. 脈이 따르다. 120 以上, 顔貌가 危篤狀, 等이라고 하는 急性腹膜炎은 鍼灸의 適應이 아니라고 생각한 편이 좋다.

慢性腹膜炎(癌性腹膜炎도 包含해서)의 境遇에, 疼痛·腹部의 膨滿感·缺尿·不眠에 對해서 對症療法으로서 鍼灸를 行해서 좋은수가 있는데, 患者는 如何튼 間, 家人이나 主治醫의 承諾없이 治療하면, 萬一의 境遇에 責任을 묻게 되는수가 있기 때문에 要注意! 刺針에 依해서 穿孔을 이르켰다고 被訴된 者도 있다. 細心者는 敬遠하여야 할 疾患이다.

23. 膵臟炎

갑짜기 上腹部에 劇痛이 이러나고, 膵臟自身이 自己의 消化液으로 消化되어서 腹腔内에 消化液이 漏出되어, 脂肪이 消化되어, 하루밤 사이에 死亡하는것 같은 劇症에서, 所謂 胃痙攣이라고 해도, 그때 곧 檢査하면 尿에 아미라제反應이 있는데, 翌日에는 消失할 程度의 가벼운 것도 있다'

慢性의 經過를 取하고, 上腹部의 疼痛이 往來해서 "慢性胃炎"이라는 病名으로 消化劑를 處方받고 낫기 어려운 例도 있다. 膵兪의 壓痛, 肩胛骨内側에 손가락을 壓入할때의 壓痛, 上腹痛等이 하나의 目標로 된다. 藥劑를 濫用하기보다, 鍼灸를 連用한 편이 害가 없다.

-- 183 --

取　穴

局所取穴로서는 背部의 脾兪(膀胱)를 中心으로 해서 윗쪽에 二三對의 兪穴을 取하고 灸溫針, 壓痛點에 皮內針의 貼付等을 行한다.

循經取穴로서는, 脾→肺, 肝→心包, 腎→心에 督脈, 任脈, 頭部의 要穴을 配하는 짜 모음이 좋다. 奇經治療에 適應도 생각해서 좋다.

食餌療法은 반드시 行하지 않으면 안된다. 酒類・香辛料・脂肪分이 많은 것 (때로는 密柑이 나쁜 사람도 있다)等을 避한다. 食慾이 없어지기 때문에 한때 여위어 지지만, 살찔것을 서둘지말고 천천히 養生한 편이 좋다.

24. 헤루니아

헤루니아가 嵌頓해서 이레우스症狀을 이르키는 수가 있다. 放置해 두면 좋지 않다 안으로 들어간 腸管이 壞死를 이르킨다.

老人等에서, 腹痛을 訴하면서 헤루니아가 있는것을 보이지 않고, 訴하지 않는者가 있기때문에 誤診않도록, 老人性헤루니아는 女性에 特히 많다.

헤루니아孔의 周圍의 筋緊張을 풀어주고, 于先 가볍게 壓해서, 깨스를 腹腔內로 壓入하고, 천천히 주무리면 들어가는 것이다, 若干 힘이 든다. 亂暴하게 壓해도 들어가지 않고, 들어간 瞬間에 腸이 터지는 수가 있기 때문에, 二日以後의 嵌頓은 外科醫에 보낸편이 安全할 것이다.

25. 痔　　瘻

　흔히 肛門周圍炎이 自潰해서 肛門의 內外에 턴넬狀의 肉芽瘻를 만드는 것. 結核菌의 混合感染이 있으면, 瘻孔은 蜂巢와 같이 左右로 부터 深部에 까지 가지를 生하고 手術해도 根治困難한 難症이 된다.

　單純한 瘻孔은, 고무줄을 通해서 緊縛하고 平面的인 瘡面으로 해서, 膏藥治療로 全治한다고 한다. 옛날은 難治이기 때문에 灸治가 자주 行해진것 같은데, 나에게는 經驗이 적기 때문에, 痔瘻가 針灸만으로 全治하는지 어떤지 말할수 없다. 옛날책의 痔瘻라고 하는것은 정말의 fistula ani 뿐만 아니라, 他의 痔核도 가르키고 있었던 것 같다. 痔核은 針灸의 適應이지만 痔瘻는 外科에 마낀편이 좋다고 생각한다.

　또하나 注意해야 할것은, 患者가 肛門에서 膿이 나온다고 할때 손가락을 押入하면 硬한 直腸癌을 觸하는 일이 자주 있다. 이것을 모르고 쉽게 떠맡으면, 後에, 非難받을 可能性이 있다. 어느 專門醫는, 肛門에 손가락을 넣은 臭氣는 손을 씻으면 없어지지만 손가락을 넣치않고 誤診한 臭氣는 一生 남는다 라고 警告하고 있다.

第 3 章　神經・精神系病

1. 眩　　暈

症　狀

〔虛症〕 눈이 어지럽다. 甚할때는 자빠질듯 하다. 氣分이 나쁘고 吐할듯. 心悸가 있다. 物件이 잘 안보인다. 머리가 흔들리고 耳鳴, 脉에 힘이 없다.

〔實症〕 가슴밑이 땡기고 일렁일렁한다. 心悸가 있다. 氣分이 나쁘고 吐할듯. 이러나 있을 수 없다. 입이 마르고 몸이 달아 오른다. 大便이 깨운치 않다. 脉은 흔히 弦滑이다.

取　穴

〔虛症〕 天桂(膀胱)・腎兪(膀胱)・三陰交(脾)・ 太谿(腎)・足三里(胃)

〔實症〕 風池(胆)・行間(肝)・肩髃(大腸)・ 曲池(大腸)・內關(心包)・三陰交(脾)・豐隆(胃)

說　明

虛症에서 天桂를 瀉하는 것은 머리를 가볍게 하고, 上衝을 내린다. 腎兪・三陰交・太谿를 補하는 것은 腎을 補해서 陰을 强하게 하는 意味.

足三里를 補하는 것은 正氣를 補한다.

實症에서, 風池・行間을 瀉하는 것은 머리를 깨운하게 하고 肝火를 瀉하는 意味. 肩髃・曲池는 上衝을 내린다. 內關・三陰交는

-- 186 --

陰을 强하게 해서 火를 淸하게 한다. 豐隆은 濁을 降한다.

2. 不 眠 症

症　狀

1) 心血의 缺損 : 자면 곧 눈이 뜨인다. 手足이 나른하다. 입이 마르고 가슴이 일렁일렁한다. 食欲이 없다. 顏色이 누리고 여윈다. 脉은 흔히 虛.

2) 陰虛火盛 : 흔히 입이 마르고 가슴이 일렁일렁한다. 午後에 몸이 뜨겁다. 얼굴이 憔悴해진다. 飮食이 적다. 四肢無力. 머리가 흔들흔들해진다. 心悸亢進. 脉은 細하고 數.

3) 胃腑不和 : 흔히 上腹部가 괴롭다. 大便不調. 때로 嘔氣를 催한다. 飮食을 먹을수 있었다가 먹을수 없었다가 不定, 安眠할 수 없으며, 脉은 右關脉이 弦數이다.

取　穴

(1) 心血缺損 : 中脘(任)·氣海(任)·三陰交(脾)·百會(督)·通里(心)

(2) 陰虛火盛 : 通里(心)·內關(心包)·三陰交(脾)

(3) 胃腑不和 : 中脘(任)·內關(心包)·公孫(脾)·豐隆(胃)·內庭(胃)·神門(心)

說　明

(1) 心血缺損, 中脘·氣海·三陰交를 補하는 것은 脾를 健하게 하고, 血을 補한다. 百會와 通里는 神經을 安케 한다.

(2) 陰虛火盛의 通里·內關을 瀉하는 것은 心火를 瀉하고, 神經

을 安케 한다. 三陰交는 陰을 强하게 하기 爲해.

(3) 胃腑不和 內關·中脘은 가슴밑을 누그롭게 한다. 公孫은 濁을 下降시킨다. 豊隆·內庭은 腑를 잘 通하고 脾胃를 調和시킨다. 神門은 心을 淸하게 하고 神經을 鎭靜시킨다.

3. 精 神 病

〔癲症〕 始初는 흔히 슬퍼한다. 天痴와 같이 된다. 終日 말을 안한다. 말을 해도 條理가 안선다. 潔不潔에 無關해진다. 웃었다가 울었다가 그치지 않는다. 모든 行動이 正常이 아니다. 脉은 흔히(沈滑現代醫學에서 말하는 乖離病에 該當하는가. 此種의 症狀으로 때로 治効 있는 것도 있다)

〔狂症〕 처음은 흔히 怒하기 쉽게 된다. 자지 않는다. 높은 곳에 오르고 노래하는것을 좋아한다. 裸體로 出行하거나 한다. 誰何의 區分없이 駕辱한다. 甚할 때는 殺人한다. 終夜 안잔다. 붉은 얼굴을하고 눈도 充血한다. 脉은 흔히 洪實(이것도 乖離病에 該當하는듯 하나 若干 陽性)

〔癇症〕 때로 이러나고 때로 멈춘다. 一日 數回 있는수도 있다 或은 數十日째에 이러나는 것으로 부터 數個月·一年一回라고 하는것도 있다. 突然 자빠지고 人事不省이 되고, 입을 堅閉하고, 눈을 拘攣하고 或은 눈과 입을 拘攣한다. 手足이 痙攣한다. 發作時間은 長短不同, 發作이 멈추면 흔히 입에서 泡沫을 낸다. 깨면 平常人과 같다. 或은 머리가 흐릿해서 疲勞하다고 말한 일도 있다. (이것은 分明히 癲癇을 가르킨다. 癲癇은 比較的 잘 낫는다. 적어도 發作이 멀어진다.)

-- 188 --

取　　穴

〔癲症〕　百會(督)・人中(任)・神門(心)・太陵(心包)・內關(心包)・間使(心包)・心兪(膀胱)・中脘(任)・足三里(胃)・豐隆(胃)

〔狂症〕　百會(督)・人中(任)・風府(督)・通里(心)・神門(心)・勞宮(心包)・間使(心包)・中脘(任)・足三里(胃)・豐隆(胃)

〔癎症〕　心兪(心)・巨闕(任)・太陵(心包)・內關(心包)・足三里(胃)・陽陵泉(胆)・行間(肝)・太衝(肝)・湧泉(腎)

〔癲症〕　百會・人中은 陽을 通하고 竅를 開한다. 神門・太陵은 神經을 鎭靜시킨다. 內關・間使는 心包의 火를 淸하고 痰을 化한다. 陽陵泉・行間은 肝을 和하고 鬱을 散한다.

〔狂症〕　百會・人中・風府를 旺하면 諸陽을 잘 通한다. 또 머리를 깨운하게 하고 竅를 開한다. 神門・通里는 神經을 鎭靜한다. 勞宮・間使는 氣를 鎭靜하고, 三里・豐隆은 內熱을 淸하고 頑痰을 化한다.

〔癎症〕　心兪・巨闕은 心의 兪募穴이다. 心氣를 通하고 火를 瀉해서 神을 누른다. 太陵・內關・足三里는 心을 淸하고 痰을 化한다. 陽陵泉・行間・太衝은 肝을 和하고 鬱을 散한다. 湧泉은 腎水를 滋하고, 肝風을 누른다. (母經의 木穴)

4. 腰 背 痛

大槪는 腎虛가 있다. 風寒, 濕邪를 받고, 血行이 停滯해서 이러난다. 뜩끔한 허리(挫閃)로서도 온다. 西洋醫學的으로 말하면 脊椎의 不整・內臟筋肉反射等으로 오는것이 많으나, 問題는 그

素因으로서의 腎虛(疲勞·過房·스트레스過剩等)이다.

　說　明

　腎虛에 對해서는 腎兪(膀胱)·次髎(膀胱)·委中(膀胱). 風寒濕邪에 對해서는, 腎兪(膀胱)·腰兪(督)·環跳(胆)·人中(督)·陰陵泉(脾)·陽陵泉(胆), 瘀血에 對해서는 委中(膀胱)·大椎(督)·打身에 對해서는, 支溝(三焦), 陽陵泉(胆)·委中(膀胱)

　說　明

　風寒濕邪, 腎兪·腰兪에 針灸하는 것은 腎을 補한다. 環跳·陰陵泉·陽陵泉은 잘 風을 驅하고 寒을 散하면, 濕을 化해서 經絡의 通함을 좋게한다. 腰背强痛은 人中을 刺하면 곧 듣는다. 瘀血은 委中出血을 하면 血의 循行을 좋게 한다. 大椎에 針灸하면 血流를 좋게하며, 氣를 催한다. 뜨끔한 허리(挫閃)에는 支溝와 陽陵泉을 瀉하고(少陽의 治), 氣를 通해서 鬱血을 散한다. 委中出血로 血行을 促한다.

5. 臟躁(히스테리)

　흔히 心血虛損에 依해서, 心火가 肺金을 侵하고, 또 肝氣가 鬱結하고, 感情이 亂해서 이러난다. 슬퍼했다가 즐거워했다가 不定하다. 精神이 흐릿하고 甚할 때는 昏倒해서 意識을 失한다. 때로 이러나고 때로 鎭靜한다.

　取　穴

　人中(任)·太陵(心包)·少商(肺)·湧泉(腎)·行間(肝)·百會(督)·神門(心)·心兪(膀胱)·間使(心包)·勞宮(心包)·中脘(任)中에서 選

-- 190 --

穴한다.

說　明

人中·少商은 氣를 行하게 하고 竅를 開하는 作用이 있다.　湧泉·行間은 腎을 助하고 肝을 平한다. 太陵·神門·勞宮·心兪等은 心經의 火를 淸하게 한다. 百會는 머리를 뚜렷하게 한다. 問使→中脘은 鬱을 散해서 中焦를 누그럽게 한다. 註：心因性의 疾患은 槪括해서 難治, 精神的인 處置를 要한다.

6. 腦　溢　血

腦溢血의 治療로서, 가장 좋은것은,　豫防的治療와 發作直後의 治療이다. 高血壓의 사람이 腦溢血을 이르키기 前에는, 上衝, 疲勞, 興奮, 頭重感等 잘보면 반드시 前徵이 있는 것이다. 그 時期에, 背部項部에서 瀉血을 行하여 腦의 充血을 낮게해두면 發作을 일으키지 않게 된다. 出血이 생겨도, 곧 意識을 잃은 일은 없다. 점점 出血量이 增加되어 壓迫症狀이 甚하게 되면 意識을 잃지 않는다. 또한 다시 壓迫이 加하여지면 中樞·腦幹部의 重要한 神經核을 壓迫하여 生命을 읽는다.　그렇기 때문에 發作하는 初期에 肩背部에서 大量의 瀉血(吸角을 使用해서 없으면 컵에 綿을 넣어서 불을 거슬려 부친다!!)을 하면 出血이 그치기 쉽고 그後의 經過도 輕하여진다.

從來의 腦溢血은 相當한 期間, 絕對安靜을 必要로 하였으나, 重症같은 것은 即殆하나(重要한 部分에 出血하였을 때) 其以外이면 二次的인 合幷症——嚥下性肺炎,　感染(尿路·褥劍等)　壓迫症

狀 等으로 죽는 사람이 많으므로 빨리 入院加療시키는 便이 좋다는 意見으로 變하여지고 있다. 그것을 區別하는데는 瞳孔症狀, 腦幹症狀이 早期에 發見이 될가, 어떨가가 鑑別에 要할 點이다. 從來에는 四肢의 運動療法도 二週間을 經過하고 實施하라고 하였던 것이나, 二週間을 絶對安靜을 하고 있으니, 廢用性萎縮이 일어나고 말았으니 낫기에 힘든다. 도리어 反射가 亢進하고 있기에 이것을 利用하여 筋肉反射를 利用한 運動을 시키는 것이 마땅하다. 나는 灸를 指頭에 피워서 防禦反射를 일으켜서 運動시킨다.

但 主治醫가 있어서, 그런 짓은 亂暴하다고 꾸짖을른지도 모른다.

灸는 井穴이 가장 좋으나 움직이지 않으면 三箇쯤 한꺼번에 點火한다. 血壓이 올라갈 念慮가 있으면 前後를 酙酌을 해보면 좋다. 比較的 影響은 없는 것으로 본다. 다만 長時間 行하는 것은 좋지 못하다. 當初에는 輕하게 하여 둔다. 그와 同時에 本人이 意識이 있으면 스스로 움직여 보려는 氣分을 일으키게 하면서 運動을 試圖한다. 여러번 하면, 自己 스스로의 힘으로 조금씩 움직일 수 있게 된다. 五個月間 全然自發運動을 않았던 患者가 이같은 方法으로 步行이 可能하게 된 實例도 있다. 腦溢血과 混하기 쉬운 診斷으로 여러 가지의 疾患이 있다. 그의 鑑別點으로 重要한 것은 發病時의 症狀이다.

7. 癎　癲

針灸에서의 癲癎은, 胆의 病으로 生覺하고 治療한다. 相見三郎

先生은 小紫胡湯加石膏라는 處方으로 癲癇을 많이 治療하였다고
報告되고 있으나, 이것은 肝胆의 病을 目標로 한 處方이였다. 外
傷性 癲癇은 外傷後 오랜 뒤에라야 이러나기 때문에, 頭部外傷인
사람은 腦波의 檢査를 받아보고 癲癇이 일어날 氣味가 보이면 빨
리 治療를 받는 便이 좋다. 날때부터의 것은 可及的 小兒期에 治
療할 것이나, 小兒는 스스로 고쳐보겠다는 意慾이 없으므로 長期
에 걸쳐서 針灸를 배풀기는 固難한 일이다. 아프지 않도록 細針
으로 週一回症度를 繼續해서 治療하면 좋다.

取　穴

頭部에는 胆經上의 壓痛點을 2~3箇所, 手足에는 外關(三焦),
臨泣(胆), 申脈(膀胱), 後谿(小腸)의 짜모입을 利用하면 좋다.

督豚에는 前者는 上部, 後者는 下部에 取穴한다. 肝·胆의 兪
穴暮穴을 併用하는 것도 좋다.

8. 頭　痛

原因에 따라서 豫後가 달라지는 것은 當然하다. 腦腫瘍의 初期
症狀에서 일어나는 수도 있으나, 漸漸 增加한다. 그러나 많은 것
은 아니다. 腦疾患의 症狀으로서 일어나는 것은 다른 症狀을 함
께 가지고 어기 때문에 區別할 수 있다. 一般이 말하는 頭痛病의
治療로서 着眼點은 몸의 어느 部分에 障害點이 없을까. 食餌의
偏食, 生活의 不規則, 心身의 醫學的 要素(例를 들면 家庭不和,
職場의 不快感等)가 없는가를 確認하고 可及的 이것을 어떻게 좋
은 方向으로 갖고가는 것에 協力하는 것이다. (한마디로 말하면
簡單하지만 가장 어려운 일이다)

取 穴

取穴의 着眼은 머리의 어느部分에 痛症을 느끼는가. 어디에 壓痛點이 著明하게 나와있는가. 三陽經中 太陽經, 少陽經의 어느것에 關係가 깊은가. 陽明經도, 前額의 神庭(督)·頭維(胃)·曲鬢(胆)·翳風(三焦)과 胃經, 大腸經의 末稍와를 對比해서 觀察하면 關聯性이 깊은것을 안다.

이것과 同時에 對照經, 例하면 膀胱經에 對해서는 腎, 胆經에 對해서는 肝經, 督脉에 對해서는 下腹任脉의 要穴을 取穴하는 着眼이 必要하다. 例하면, 項部의 疼痛의 難治한것은 下腹部, 任脉의 關元, 曲骨을 刺激한다고 하는 反對刺激이다. 偏頭痛에는 낫지않으면 反對側刺激으로 바꾼다. 上截下擔(上은 一方 下는 双方)의 取穴도 좋다.

9. 腦 充 血

高血壓, 多血質, 感情이 亢하기 쉬운 사람, 特히 老人에게 이러난다. 救急療法으로서는, 井穴瀉血, 肩背瀉血이 좋다. 道具의 準備가 없으면, 面刀날·성냥·脫脂綿·컵이면 大槪의 집에는 있기때문에 어깨를 엷게 切하고, 컵에 綿을 피워서 타기쉽게 하고 點火後 一秒지나서 눌러 붙이고 二分程度 放置해두면 좋다. 때로컵의 半이나 出血해서 即効를 示하는 수가 많다.

井穴은 三稜針·縫針·注射針·송곳을 應用해도 좋다. 消毒은 嚴重히 안해도 出血한 場所라는 것은 化膿하기 어려운 것이다. 마큐름等이 있으면 包帶해 두는 것도 좋다. 선체로 하면 逆으로

腦貧血을 이르키기 때문에, 顔色에 注意! 腦貧血을 이르키는 程度이면 잘 듣는다고 中神琴蹊는 쓰고 있다.

10. 腦 貧 血

놀라거나, 怒하거나 해서 이르킨 腦貧血은 橫으로 눕히고, 안모니아나 酢라도 맡게 하면 곧 精神이 든다.

中國에서는 人中(任) 鼻下를 强壓하거나 臍에 灸를 하거나 한다. 胃出血, 外傷에 依한 內部의 出血은 이런 것으로는 낫지 않으며, 寸刻을 다투어 救急處置를 하지 않으면 안된다. 머리를 낮게 하고, 몸을 따스하게 하여, 될 수 있는 대로 血液을 머리에 모이게 하고, 몸을 動搖않도록 醫療機關에 보낸다. 胃潰瘍等 病名을 미리 알고 있으면, 事前에 電話해서, 輸血手術의 準備를 해두게 할 것, 醫師가 손이 갖은가 어떤가 미리 물어보고 適當한 醫療機關에 直時 보내는 注意도 重要하다.

針을 놓아서 이르킨 腦貧血은 返針이라고 해서 曲池나 三里에 强刺激을 주면 좋다. 이것도 事前에 先輩에게서 배워두지 않으면 갑자기는 미치지 못한다.

11. 노이로제

神經症의 治療에는 定型은 없다. 但 全身의 神經의 偏差가 낫으면, 不眠·不安·恐怖가 견디기 쉽게되고, 術者에 對한 信賴感이 增加한다. 거기에서 천천히 "對話"를 해서 心因性의 病原을 自己가 이야기 하는 것 같은 心境이 되면 半은 낫은것과 같은 것이다. 精神分析家로서 有名한 大槻憲先生은, 精神指導와 함께 灸를 하는것, 大聲을 내게 하는것 等을 勸하고 있는데, 이것은 精神을 外向性으로 하는데에 좋은 方法이다.

取 穴

頭部 百會(督)·風池(胆)·大椎(督)·

背部 肝·脾·三焦·腎兪(膀胱)

腹部 中脘(任)·關元(任)·膻中(任)

四肢 合谷(大腸)·內關(心包)·三里(胃)·三陰交(脾), 婦人같으면 血海(脾)

12. 顔面神經麻痺

所謂 特發性인 것은 낫기쉽다. 東大物療科의 高柳晃正博士는, 通院않으도 겉보기 治療를 해도, 電氣治療를 해도 三個月쯤의 經過는 거의 같다고 報告하고 있는데, 針灸와 藥物療法을 併用하면 거의 3〜4週間으로 顔面이 보기싫지 않을程度, (웃으면 多少의 偏寄는 있으나 코의 주름이 생기고 눈은 감을수 있으며, 普通 보아서는 顔面의 삐뚜러진것이 거의 눈에 뜨이지 않을程度)로되는 것이 많다.

方針, 最初 顔面神經의 通路에 浮腫 其他 壓迫이 있다고 생각하고, 附近에서 瀉血을 3〜4回 行한다. 또는 副腎皮質 홀몬을 完骨部에 注射한다. 顔面의 刺戟은 가볍게 하고, 置針을 10〜20分 行한다.

奇經治療를 反對側에 行한다.

腰椎穿刺를 해서 早期에 VB를 注入해서 著効를 奏하는 例도있다. 腦動脉硬化症에서 이러난 것은 難治한 例가 많은것 같다. 意外로 낫기 쉬운 것은 外傷性의 것, 但 完全히 神經이 끊어진 것은 不治.

13. 顔面筋痙攣

顔面神經痳痺와는 逆으로 한편 또는 兩側의 筋이 痙攣하는 病이 있다. 이것도 患者에 있어서는 괴로운 病으로 甚한 境遇에는 離婚의 이야기까지 이러난 例도 있다. 西洋醫學에서는 完骨(乳型突起)의 後에 깊이 約2센치의 곳에 있는 顔面神經孔에 알콜等의 痳痺劑를 注射해서 고치는데, 効果가 있으면 痳痺로 變하는 터이다. 大阪醫大의 痳醉科의 兵頭教授는 注射의 代身에 그部分에 針을 刺했을 뿐으로도, 多數例에서는 痙攣이 낫는다고 말하고 있다. 但 半年에 一回 程度 治療하지 않으면 再發한다고 한다. 그러나 그 程度의 治療로 끝날것 같으면, 데스러운 것은 없다. 患者는 心因性의 原因, 全身疲勞等에 依해서 增惡하는 것이 認定되기 때문에, 그面에 對한, 全身的 針灸에 依한 轉調療法도 重要하다. 取穴은 前項의 痳痺의 그것에 準한다.

取　穴

中國의 取穴은 局所取穴 : 陽白(胆)・攅竹(膀胱)・四白(胃)・糸竹空(三焦)・地倉(胃)・頬車(胃)・置針

近隣取穴, 風池(胆)・天柱(膀胱)・翳風(三焦)에 中等刺激

循經取穴, 手三里(大腸)・合谷(大腸)・每日 兩手를 비벼서 뜨수

고 顏面을 문지른다. 數分間 이것을 한다.

豫後는 生命에는 別일 없으나, 治療는 좋지 않다. 一生 낫지않는 수도 있다고 쓰여있다.

東京의 遞信病院의 麻醉科의 若杉博士는 乳樣突起의 後에 神經 블록, 또는 直接刺針하면 痙攣이 그치는 例가 많은 것을 學會에서 報告하고 있다. 再發해도 年一回程度 하면 再次 그친다는 것이기 때문에, 이 方法의 편이, 以上의 中國式取穴보다 即効性이 있을듯 하다. 여기에 電氣針을 併用하면 더욱 좋다.

中國의 穴뿐만 아니라, 現代醫學的神經學을 利用한 穴도 利用開發할 價値가 있다는 것이 된다.

14. 三又神經痛

前額部의 第一枝는 膀胱經, 胆經이 關係가 깊다. 中央部의 第二枝는 胃經, 大腸經, 三焦經. 下顎의 第三枝는 胃經·大腸經에 關係가 깊다. 西洋醫學에서는 알콜·노보카인等의 麻痺劑等을 注射한다. 全部를 한번에 블록하기 爲해서는, 갓세리 氏神經節에 注射한다. 이것에는, 麻醉醫等의 熟練한 手技가 必要하며, 멋지게 한번으로 낫는것도 있으나, 難治의 것도 있다.

取 穴

針治에서는 顏面의 要穴, 陽白(胆)·瞳子髎(胆)·太陽(奇)·睛明(膀胱)·顴髎(小腸)·四白(胃)·巨髎(胃)·地倉(胃)·迎香(大腸) 耳門(三焦)等에 置針한다. 皮內針을 넣는것도 좋다. 弱한 電氣針 (陰極)을 適當時間 流電하는 것도 좋다. (但 時間은 짧은듯이, 또

回數는 적은 편이 좋다) 그러나 局所治療만으로는 難治이며，　全
身治療를 要한다. 때로 奇經治療가 著效를 奏한다.　奇經의 八穴
의　應用을 배우면 좋다.

또 强刺激，　特히 强한 電氣治療는 禁物이며 逆으로 나쁘게 하
는수도 있다.

오래 一方側治療를 繼續한 患者에는 巨刺·繆刺가 必要하다.
이것에 依해서 갑자기 輕快하는 일이 자주 있다.

中國의 技法에서는，　最初 顏面의 諸穴에 左右 共히 一分間 輕
刺激을 주고 이어서 置針하고，　다음에 手의 諸穴(循經取穴에 强
刺激을 주고, 재빨리 拔針한다. 다시 三分程度 지나서 顏面의 置
針을 조용히 動搖시키지 않고 拔去한다. 針治는 數日間 持續한다
또한 얼굴은 바람을 쏘이지 않게，　安靜히 하고, 잘 睡眠를 取하
고, 너무 말을 하지않고, 刺戟性의 食事를 避하도록 注意가 必要
하다. 豫後는 大槪 좋다.

15. 五十肩

추위, 過勞等으로 突然 이러나는 수가 많다.　아프기 시작해서
2~3週間으로, 肩胛關節의 强直을 이르키는 사람도 있고, 數個月
지나도 關節運動에는 異常이 없는 사람도 있다.　勿論 後者의 편
이 낫기 쉽다. 試驗的으로 關節을 벌리고 檢查해도, 關節炎은 아
니고, 關節의 周圍에 石灰가 沈着해 온다는 것으로 醫師는 肩胛
關節周圍炎이라고 한다.　治療는 ⑴ 痛症을 멈춘다는 것과 ⑵ 强
直을 고.친다고 하는것과의 二方面으로 나누어진다.

取 穴

(1)에 對해서는 局處取穴로서는, 天髎(三焦)·肩髃(大腸)·臑兪(小腸)等은 重要하다. 어깨를 後方으로 돌리기 어렵다고 하는 사람은 肺經側 中府(肺)·雲門(肺)·天府(肺) 및 그 附近의 阿是穴을 取穴해서 좋다.

循經取穴로서 잊어서는 안되는 것은 督脉, 任脉上의 要穴, 中國에서는 條口(胃)에서 承山(膀胱)까지 穿通針을 잘 한다. 三陽經의 遠導刺라는 意味일 것이다.

후네케의 神經療法發見의 契機가 된것은, 肩部의 痛症을 下肢의 骨髓炎의 瘢痕注射를 해서 고쳤다고 하는 것이라고 한다. 意外의 곳에, 도리가포인트(방아쇠 點)이 있는 것이다. 후네케는 齒牙를 重視하고 있다. 그러나 齒科醫가 말하는 나쁜 이가 반드시 原因은 아니며, 意外의 이에 障害部位가 있는것, 萬若 잘못해서 틀린이를 拔齒하거나 하면 더욱 惡化하는 것을 指摘하고 있다.

治療가 오래되면 이윽고 一方側만 刺戟하는 期間이 繼續되는데 큰마음 먹고 巨刺로 바꾸면 갑짜기 좋아지는 수가 많은 것도 외어두면 좋다.

(2) 强直에 對해서는, 適當하게 뜨수고, 천천히 他動的으로 (本人에게는 몸을 편하게 하고서) 五分程度 드려서 上肢의 擧上을 每日하면 좋다.

불록을 利用해서 一擧에 癒着을 메는 方法, 催眠術을 應用하는 方法等이 있는데, 서툴게 흉네않는 편이 좋다.

最初 二, 三回의 治療에는 關節周邊, 特히 小腸經, 三焦經에

治해서 손가락으로 皮膚를 접으면 局所的浮腫이 皮下組織에 느껴지는 수가 많다. 腕의 後屈이 困難한 境遇에는 肺經쪽으로 이것이 나타난다. 長野의 鹽澤幸吉氏는, 挫刺針이라는 特殊한 針으로 皮下를 刺戟하는 手技를 硏究했다.

中國에서는, 皮膚를 접어서 穿透針을 行하고 數分後, 갑짜기 拔去하는 手技를 行한다. 術後 가죽을 접어보면 갑짜기 軟하게 되어서, 痛症이 편해지고 運動하기 쉽게된다.

穿透針에는 中國製의 合金의 毫針이, 굽지않고, 刺하기 쉽고, 아프지 않고 알맞다. 韓國針의 가는 것으로도 좋으나 조금 굵어서, 刺하는데 痛症이 많다. 刺入보다 刺出部가 아픈것이다. 助手에게 兩手로 주름을 만들게 해서 가죽을 緊張시켜서 刺出하면 痛症이 적다.

16. 橈骨神經痛과 尺骨神經痛

神經炎・神經의 外傷・中樞神經系의 疾患과 區別할 것. 使用過度로 이르나는 테니스腕・콜프筋炎等은, 局所治療, 皮內針, (때로 互刺)程度로 簡單히 낫는다. 카이로프락틱을 頸部에 行하는 것도 一方法이다.

取 穴

取穴은, 神經의 經路에 沿한 經穴 및 阿是穴, 遠導刺로서는, 가장 아픈點과 같은 平田氏帶에서, 같은 三陰三陽에 屬하는 經의 交點에 强刺激(瀉의 手技가 좋다)을 한대 주면 좋다.

17. 尺骨神經麻痺

大概는 外傷에 依해서 生한다. 癲病에서 이러나는 것도 있다.
急性傳染病으로 오는것도 있다. 第四, 第五指의 運動이 完全하게
되지않게 된다. 腕關節은 背屈한다. 中節 末節은 伸展할 수 없
다. 그 때문에 鷹爪와 같은 形이 된다.

取 穴

肩中(小腸)·肩井(胆)·曲垣(小腸)·肩髎(大腸)·天井(三焦)·小
海(小腸)·支正(小腸)·神門(心)·後谿(小腸)

또

肩外俞(小腸)·缺盆(胃)·巨骨(大腸)·消樂(三焦)·少海(心)·四
瀆(三焦)·靈道(心)·中渚(三焦)

이 二組를 每日 交互로 針하고 灸한다. 또 皮膚針을 가지고 神
經의 分布線을 刺한다. 持續하면 效果가 있다.

尺骨神經麻痺

睡眠中의 壓迫, 外傷, 感冒, 류마치, 傳染性發疹, 알콜中毒等
으로 이러난다. 前腕이 無力平坦하게 되고, 後方으로 잦아지고
만다. 腕關節과 拇指가 無力하게 된다. 健側의 손으로 肘部를 받
혀도 前腕은 下垂, 前腕을 받히면 掌이 下垂한다.

取 穴

(1) 肩井(胆)·肩髎(大腸)·曲池(大腸)·上廉(大腸)·陽池(三焦)·
魚際(肺)·三間(大腸)

(2) 巨骨(大腸)・臑會(三焦)・手三里(大腸)・孔最(肺)・陽谿(大腸)
少商(肺)・合谷(大腸)

의 二組의 取穴을 每日 交互로 針하고 艾條(뜸쑥담배)로 灸하고,
皮膚針으로 神經系路를 두드려서 刺激한다. 豫後는 빨리 治療를
시작하면 比較的 좋다.

18. 書　痙

心因性의 書痙・키판챠病等은 요즈음 많다. 일을 쉬게 하거나
轉職하면 좋으나, 그것도 할 수 없을 때는 相當히 頑固한 愁訴가
되는 수가 있다. 노제氏는 書痙에 耳診點을 推賞하고 있기 때문
에 一且 試해보면 좋다. 書痙을 닮아서, 電動톱을 오래 使用해서
이러나는 白蠟病이라는 것이 있다. 이것도 빨리 고치지 않으면
難治이며 手指의 血行이 杜絶해서 大端히 아프다.

此種의 病은, 一個所의 筋肉에 過度의 緊張을 持續해서 加하는
것에서 이러나기 때문에, 早期로 부터, 針, 맛사지, 罨法等으로
緊張을 풀어 주는것. 일과 쉬는 時間의 配分을 適當하게 생각하
는 것, 休息時間에 使用하지 않는 筋肉의 運動을 할것等, 勞務管
理에 配慮하지 않으면 안된다. 書痙自身의 取穴로서는, 後頸部
頸部・肩背部의 過緊張이 目標로 된다.

丸山昌朗氏는, 肩背部의 細絡瀉血, 井穴(特히 大腸經, 三焦經,
小腸經等)의 點狀瀉血이 有效한 境遇가 많다고 한다. 三焦經의
變化(목의 左右屈로 試驗한다. 肩凝症의 項을 參照！)가 있으면
三焦兪・天樞에 壓痛의 有無를 調査해서, 여기에 補瀉를 行하는

것이 必要하다.

一般的으로 藥物治療가 없고, 電氣治療, 低周波等을 慢然하게 長期間 行하고 있는 者가 많으나, 著者等의 觀察에 依하면, 微量의 이온變動으로서라도 增惡·治癒를 左右하는 것이기 때문에, 電流를 相當量 長期間 되풀이 通電하는 것은 逆治로 될 可能性이 있다.

電氣治療는 外見上으로는 輕刺激이기 때문에 그만 不注意로 過度의 刺戟을 주기 쉬운 것이다. X線을 걸어도 아프지 않다고 해서 너무 걸면 重大한 損傷을 이르킬 수 있드시 電氣治療의 量에는 一般的으로 좀더 細心해야 할 것이다.

19. 肋間神經痛

心·肋膜·肝等의 內臟으로 부터의 反射로 이러나는 것, 헤르페스의 後殆症으로 이러나는 것等, 原因이 여러가지 있다. 意外로 處置에 困難한 것은 페르페스의 神經痛이 治癒失敗한 것이며, 早期에 불록을 한편이 좋다. 對症療法으로서는 아픈 肋間神經의 周邊 4~5個所의 膀胱經의 第一行에 置針해서 灸溫針을 施하면 좋다. 電氣針을 勸하는 者도 있다. 가장 아픈 點을 알면 皮內針을 하는 것도 좋다. 互刺·繆刺法도 重要하다.

取 穴

大杼(膀胱)·風門(膀胱)·肺兪(膀胱)·心兪(膀胱)·肝兪(膀胱)·步廓(腎)·神藏(腎)·尺澤(肺)·太淵(肺)等은 흔히 取穴되는 穴이다.

肋間神經痛의 治療를 數回 試해서 不變 또는 차츰 惡化하는 傾向이 있으면 原因이 되는 器質的變化를 檢査받을 것. 惡性腫瘍·心·肺疾患·動脉疾患等等에서 이러나는 것도 있고, 기껏해야 肋間神經痛程度라고 患者도 周圍도 安心하고 있는 동안에 큰일이 되는 수도 있다. 또 肺部의 深刺는, 肺氣腫을 이르키는 可能性에 있고, 뒤에 問題가 되는 수가 있기 때문에 充分히 注意할것.

20. 坐骨神經痛

坐骨神經痛이라는 것은, 하나의 症候名이며, 이것을 이르키는 器質的變化는 無數하게 있다. 따라서, 劇痛에 比해 낫기 쉬운것, 輕度이긴 하나 頑固한것等 여러가지 있다.

카이로프락틱을 行하고 있는 專門家에게 말하게 하면 腰椎의 變位에서 由來하는것이 大端히 많다고 한다. 그 診斷法, 矯正法을 正式으로 배우기에는 3〜4年의 코오스가 든다고 한다. 日本에서는, 正式으로 카이로의 學校를 나온 사람은 적다고 하는 것이다.

中國에서 말하는 骨科에도 카이로프락틱流의 手技가 남아 있어서, 椎間板症(X레이로 바르게 診斷한)等을 按摩·體操·安靜·手技療法을 짜맞추어서 治療하고 있다. 日本에서는 安靜과 索引에 치우쳐서, 骨의 位置는 바루어도, 腰椎의 支持筋群의 廢用性萎縮을 이르키게 하고 그 때문에 疼痛의 再發을 보는수가 많다. 어느 程度 以上 甚한 椎間板症은 手術療法이 必要로 되어 오는데, 術後의 리하비리테숀에 相當期間을 要한다. 疼痛에 對해서는 針灸,

特히 針治는 相當히 有效하며, 이것만으로 坐骨神經痛을 100%
고칠 수 있다고 말하고 있는 術者도 있는 程度이다.

取　穴

　腰部에서는, 三焦兪(膀胱)・腎兪(膀胱)・大腸兪(膀胱)・次髎(膀
胱)・京門(胆)等을 選擇한다. 이 언저리는 膀胱經과 胆經이 交하
는 領域이다. 痛症이 胆經에 治하고 있을 때는 胆兪(膀胱)・環跳
는 取穴한 편이 좋다. 뒤는, 膀胱經・胆經・胃經의 要穴을 選擇
하면 좋으나, 佛蘭西의 노제는 귀에 坐骨神經點을 들고, 中國에
서는 人中에 遠導刺를 行하는等, 생각지도 않는 部位에 有效한
點이 있다고 말하고 있다.

　이病은, 다음의 肩凝症과 同型으로 많은 病임으로, 針灸家를 訪
問하는 수가 많다. 라는 것은 醫治로는 낫기 어렵기 때문이다.
이것을 고칠수 있게 되면 針灸家도 한사람몫의 구실을 하는 것
이다.

　中國에서 잘 하는 取穴은

　次髎(膀胱)・環跳(胆)・壓痛點, 承扶(膀胱)・殷門(膀胱)・委中(膀
胱)・陽陵泉(胆)・合陽(膀胱)・三陰交(脾)・崑崙(膀胱)中 4～5穴을
取하고, 刺激後 置針.

　壓痛點은 針을 刺한 뒤 吸角을 使用해서 좋다. 每日 또는 隔日
로 一回 治療. 下肢를 冷하게 하지않게 하고, 無理한 運動을 中
止하고 곧 治療한 것은 數回로 낫는다. 電氣療法等을 헛되히 長
期 行한것은, 針灸로 治療해도 效果를 올리기 힘든다. 副腎皮質
홀몬治療도 同樣！

21. 肩 凝 症

針灸를 처음 배워서 가장 고치기 쉽다고 自慢하는 것은 肩凝症
이다. 阿是灸로도, 吸角으로도, 針으로도, 肩凝症에는 잘 듣는
다. 그러나 여러가지 患者에 부닥쳐서 經驗을 쌓으면, 가장 어려
운 것도 肩凝症(적어도 肩凝症이 있는者)이라는 것을 안다. 스스
로의 失敗談을 말하는 것도 汗顔이지만, 普通의 肩凝症이라고 얕
보고서, 조금 治療해 두었드니, 그後 오지않기 때문에 問議해 본
즉, 頸椎카리에스・胃癌・肺結核・肺癌・乳癌・胃潰瘍・其他 여
러가지의 內臟疾患의 一症狀이었다고 判明한 일도 있다. 이런 病
에 檢査도 않고 灸를 하고서 시침을 메고 돌려보내는 醫師等은
돌파리라고 辱먹는 수도 있기 때문에 注意하지 않으면 안된다.
患者는 肩凝症에 灸가 잘 듣는다는 이야기를 듣고 付託하러 온것
이기 때문에 灸로도 안듣는 肩凝症도 있다고는 알지 못하는 것이
다.

肩凝症의 局所取穴에는 各家各樣의 型이 있고, 學校를 나온 사
람이면 一應의 이야기는 듣고 있기 때문에 詳細하게는 쓰지 않지
만, 가장 反應이 나고 取穴되는 것은 肩이라고 이름붙는 穴이다.

取　穴

頸의 天柱(膀胱)・風池(胆)・身柱(督)

그리고 陽經遠導刺이다. 上衝性의 사람은 吸角瀉血이 잘 듣는
다. 弱한 사람은 皮內針, 治療와 治療間의 連結에는 金磁氣粒도
좋다. 膏藥類는 곧 慣性이 생겨 듣지않게 되고 皮膚炎을 이르키

기 때문에 30分程度로 한번 떼면 좋다. 芥子泥에 相當하는 刺戟度로 皮膚炎을 이르키기 어려운 것은 배링가社의 휘나르곤이라는 膏藥이다. 刺戟이 너무 强해서 아프게 되면 冷하게 하면 낫는다.

神經質인 사람을 낫기 어렵다고 해서 强하게 治療하는 것은 禁物이며 逆으로 나쁘게 한다. 中國의 按摩와 같이 가볍게 壓해서 指先으로 가볍게 바르르 振動을 주는 手法은 가벼우나 氣分이 좋다. 그리고 神經質의 患者가 좋아하는 것은 로오라針이다. 이것은 위에서 아래로 經絡의 方向으로 움지기면 좋다. 가볍게 굴리는 것이 要領이다.

한쪽의 凝症에는, 互刺, 繆刺, 또는 立位로 委中에서 瀉血하는 方法도 있다. 肩凝症의 部位는 모든 陽經이 모이는, 그리고 交差하는 部位이며, 샤이트가 말하는 移行斷區이기 때문에, 肩凝症을 솜씨있게 治療하는 것은 單純히 肩凝症에만 이 듣는 것이 아니라 疾患의 本質的 治療(針灸的으로 말해서)에도 關聯이 있다. 鞭打症이라도 肩凝症이라도, 患者를 正坐시켜, 목의 左右・前後의 屈伸, 左右에의 回轉運動을 시켜보면 좋다.

左右의 屈曲이 不充分하고 목의 줄기가 굳은것 같으면, 于先 굳은 편의 三焦經의 要穴, 例하면 四瀆을 提針으로 가볍게 눌러서, 또 한번 運動시켜, 편하게 되면 少陽經에 治療한다. 그것으로 안되면, 大腸經의 要穴, 例하면 合谷에 提針을 대고 運動시킨다. 좋으면 陽明經에서 治療한다. 回轉運動이 잘안되면 小海(小腸經)에서 試한다. 좋으면 太陽經에서 治療해서 좋다. 前屈(때로 後屈이라도) 後頭部가 땡기는 느낌이 있으면, 遠導刺로서 鍉針을 曲骨에 대어서 試한다. 이때 膀胱經(天柱)의 痛症도 섞여 있으면 함께 한쪽 또는 左右의 橫骨에 鍉針을 대면 消去한다.

前後屈로 前頭部에서 大胸筋의 邊, 前面에 拘引感이 있으면, 腰部의 陽關·命門에 鍉針을 대어서 試해본다.

凝症은 한쪽에 있는것과 兩側 거의 同程度의 境遇가 있다. 이 것에 依해서 循經刺針을 해서, 이것을 金屬으로 結合하고, 그 사 이에 콘덴서, 또는 게르마늄을 넣는 方法을 硏究해서 좋은 效果 를 올리고 있는데, 그 結線方法, 部位에 있는 法則이 있기 때문 에, 딴책에서 詳述할 作定이다.

經絡等은 無視해도 고칠수 있다고 믿고 있는 針灸家는 主로 해 서, 刺激效果를 利用하고 있기 때문에, 刺激을 거의 加하지 않아 도, 이와같은 딴 方法으로도 肩凝症은 잘 낫는다고 하는 重要한 事實에 눈이 미치지 않는것 같다.

第4章　運動器病

1. 關節류마치

이 疾患은, 神經痛과 함께 今日 針灸治療를 希望해서 受診하는 患者가 大端히 많은 疾患이기 때문에, 널리 各家의 處方을 紹介하고, 또한 私見을 述해 보자.

류마치의 定義 및 範圍에 對해서는 醫家의 사이에도 意見의 相異가 있다. 가장 針灸治療를 받으러 오는 것은 中年 以後의 "多發性 關節류마치"이다. 젊은 사람은 針灸를 좋아하지 않는 傾向이 있기 때문인가, 醫治를 받는 者가 많다.

유럽에서는 류마치患者의 數는 大端히 많고, 또 류마치 周邊의 疾患도 相當히 多數 있다. 그곳에서는 醫療費가 生活費에 比해서 高價이며, 生活力을 잃고 또한 長期에 걸쳐서 療養을 要하는 此種의 疾患의 治療는, 醫家의 重大關心事이다. 그 때문에 류마치學會는 各國에서 많은 會員을 有하고, 次例次例로 류마치에 "特效가 있다"고 하는 新藥이 提唱되어 市販되고 있는데, 生命에 對한 豫後는 如何튼 間, 疾病自身의 豫後는 반드시는 樂觀을 不許한다.

우리들이 取扱한 範圍로서의 結論에서는,

(1) 針灸는 鎭痛作用, 消炎作用을 有하기 때문에 류마치治療에 所用된다.

(2) 大槪의 류마치治療劑는 各種의 副作用이 있어서, 有効하며

래도 長期로 使用하기 어렵고, 根治라는 點에서 完全한 것은 거의 없다. 그 點에서 針灸가 副作用이 없다고 하는 點은 하나의 有力한 特徵이다.

(3) 輕症인 것, 初期부터 治療를 받은 것에 對해서는 針灸는 有效例가 많다. 그러나, 或種의 患者는, 그 後의 生活의 規正이 困難한 때문인가, 體質的인 要因의 때문인가, 再發을 反復해서 慢性化해 가는 것도 있다.

(4) 發病以來 오래 되어서 關節에 變型·癒着等이 이러나고 만 것은 根治困難이다. 그러나 針治·灸와 같은 刺戟을 適當한 間隔으로 주는 것은, 全身의 機能을 鼓舞하고, 慢性病患者에 必發하는 自律神經失調에 좋은 影響을 주기 때문에 버리기 어려운 治療法이다. 湯治·맛사지와 함께 리하비리데이숀의 한 方法으로서 活用하여야 할 것이다.

(5) 류마치症은, 結核症과 同樣으로 한편에 있어서 組織의 破壞 變性을 이르키고, 한편에 있어서 治癒過程이 이러날 수 있는 慢性症이다. 利用할 수 있는 運動器管을 保護하고, 訓練하고, 癈用性萎縮에 陷入하지 않기 爲해서, 結核과 同型으로, 治療計劃을 세워, 患者·家族과 함께 根氣있게 規則바르게 治療를 해나갈 必要가 있다. 患者가 老年이기 때문에 氣力이 乏하고, 또한 筋肉의 訓練이 困難한 訓練效果가 나타나기 어려운 境遇에는 相當히 難治이다.

(6) 류마치는 難症이다. 針灸만으로 全經過를 處理하는 것은 困難하다. 患者도 治療方針에 迷惑해서 여러 가지의 治療를 試하는

것이다. 他의 有效한 治療를 併用하고, 또한 家庭, 또는 生活環境을 될 수 있는 限 規正하고, 全生活을 療養에 알맞게 努力하지 않으면 안된다.

藥物과 同樣으로, 食餌療法에도 注意를 기우리고 偏食·榮養失調에 依한 症狀의 惡化도 防止하는 注意가 必要하다.

(7) 다같이 東洋醫學의 一部門인 漢方藥에도, 류마치症에 有效한 處方이 여러 가지 있다. 必要하면 漢方家의 協力을 받으면 좋다.

(8) 西洋醫學의 治療도 併用해서 좋은 것이 많다. 例하면, 炎症을 일으키고 있는 關節腔內에 少量의 副腎皮質홀몬을 注入한다. 癒着한 關節에 局所痲醉劑를 注射해서 運動療法을 容易하게 한다는 處置는, 리하비리데이숀의 立場에서도 크게 所用되는 療法이다.

(9) 使用하기에 足한 武器는, 積極的으로 活用해서, 또한 長期의 疾患이기 때문에 患者의 經濟面도 考慮해서, 하루라도 빨리 社會生活에 復歸시켜, 또 그 自信을 주는 것이야말로 류마치治療의 根幹이다.

(10) 安靜과 訓練은 相反하는 槪念이다. 長期의 安靜은 不必要한 廢用性萎縮을 일으키며, 早期의 訓練은 愁訴를 惡化시킨다. 이것을 適當히 配合하는 것이 治療效果를 大端히 左右한다. 그것을 爲해서는 各種의 류마치反應의 檢査, 血液沈降速度, 全身症狀, 熱等을 參照해서 決定하지 않으면 안된다. 慢性病으로 愁訴가 적은 것은 患者의 判斷에 마끼면 無理를 하기 쉽고, 疼痛이 있는

患者는 過度의 安靜을 하기 쉽다.

2. 急性關節류마치(風濕病, 白虎歷節)

連鎖狀球菌의 感染과 關連이 있다(感染 그 自體뿐만 아니라 生體의 反應에 依해서 일어난다). 感冒・過勞・寒冷等이 誘因이 된다.

惡寒發熱해서 39度 40度의 高熱을 내고, 煩渴, 呼吸切迫, 關節痛이 곳곳에 일어난다. 淋菌性結核性關節炎과 다르고, 多發하고, 작은 關節까지 侵犯되기 쉬운 것이 特徵이다.

小兒期에 일어나기 쉽고, 心臟弁膜症을 併發하기 쉽기 때문에 警戒를 要한다. 感染期에는 抗生物質이 有效하기 때문에, 早期에 大量 使用한 편이 좋다.

初期에는, 傷寒論法式으로 傷寒의 治療를 하면 經過가 좋다.

治療方針 : 誘導・消炎

取穴

急肩性熱性病에 準해서 行한다.

(1) 大椎(督)・大杼(膀胱)・肩髃(大腸)・曲池(大腸)・外關(三焦)・合谷(大腸)

針을 使用해서 强瀉 ! (中國灸術)

(2) 温溜(大腸)・列缺(肺)・三陰交(脾) (富永)

(3) 犢鼻(胃)・飛陽(膀胱)・頷厭(膽)・膝關(肝)・消濼(三焦)　灸法 (笹川)

(4) 小腸兪(膀胱)・中髎(膀胱)・腎兪(膀胱)・心兪(膀胱)・臑兪(小腸)・中脘(任)・氣海(任)

(5) 肩髃(大腸)・曲澤(心包)・手三里(大腸)・合谷(大腸)・勞宮(心包)・膝眼(胃)・足三里(胃)

(松本)

(6) 小腸兪(膀胱)・次髎(膀胱)・上髎(膀胱)・中脘(任)・陽池(三焦)・氣海(任)・巨闕(任)・腎兪(膀胱)・脾兪(膀胱)・肝兪(膀胱)・心兪(膀胱)・天髎(三焦)・臑兪(小腸)・神門(心)・郄門(心包)・足三里(胃)・陽陵泉(膽)・太谿(腎)・曲泉(肝)

(7) 陽谿(大腸)・肓門)膀胱)・太都(脾)・商丘(脾)・外關(三焦)・陽陵泉(膽)・太衝(肝) 原則的으로 瀉

또한 現在 腫脹하고 있는 關節部의 疼痛에 對해서는, 局所取穴・近隣取穴을 하는 것은 各家 다같이 行하고 있는 것 같다.

故井上惠理氏는, 흔히 知熱灸를 推賞하고 있었다. 이것은 腫脹・發赤・疼痛이 있는 關節의 周邊에 浮腫의 境界를 目標로 해서 一線을 끄고 關節을 一周하여, 그 線上에 約 2～3센치式의 間隔으로 點을 取하고(經穴이 아니라도 좋다), 작은 뜸쑥을 놓고 點火한다. 火熱이 느껴지는 瞬間에 直刻 뜸쑥을 除去한다. 이것을 一個所 三回式 行해서 疼痛部를 一周하는 것이다. 이 知熱灸를 行하는 데는, 뜸쑥이 아니고, 堀越淸三氏가 考案한 電灸器(東京澁谷區幡谷 2—30三工社製)도 便利하다.

局所治療의 變法으로서 다음과 같은 方法도 效果가 있다.

(1) 穿透針

有痛關節의 附近의 皮膚를 접어서, 浮腫狀이 된 部分을 上下 어느쪽이라도 좋은데, 스텐레스・스틸製의 長針으로 皮下를 約 3—5—7cm 穿透해서 뚫어낸다. 이것을 數分 置針해서 갑자기 빼

넌다. 出血하는 수가 있는데, 있으면 더욱 좋다. 元來 瀉의 手搓
이다.

拔針後는 大槪 浮腫이 減少하는 것이다.

(2) 電氣針

炎症部의 周圍에 5—6本 置針하고, 이것에 通電한다. 中谷氏는
約 10볼트 7秒의 通電을 可한다고 하고 있다.

電氣는 더 弱하게 50밀리볼트 程度라도 좋다. 低周波, 短波形
으로 해서 周波數를 더하면 通電時의 不快한 刺激感覺이 없고 氣
分이 좋다.

(3) 金屬粒(金磁氣粒)

류마치性關節炎은, 有痛部位가 많기 때문에 患者가 痛症을 訴
하는 場所를 一一히 取穴하면, 때로 刺激過度가 된다. 이 境遇
主要한 關節을 治療해서, 뒤의 有痛部에는 金屬粒을 가장 壓痛이
있는 部分에 絆創膏로 固定해 둘 뿐으로, 흔히 效果가 있는 수가
있다.

同樣의 目的에 赤羽氏皮內針, 또는 中國式의 皮下針留置도 應
用할 수 있다.

(4) 以上의 方法을 行하기 어려운 指關節等에는 點狀瀉血法이
좋다. 이것은 痛症이 있는 손가락을 뿌리에서 壓迫해 두고 指端
에서 三稜針으로 瀉血하는 方法이다. 三稜針이 없으면, 注射針을
使用하면 좋다.

3. 慢性關節류마치

(中國에서는 風濕症이라고 부른다.)痛風이라고도 하나 이편은

現代醫學에서 尿酸蓄積에 依한 關節疾患의 意味로 使用하고 있다 身體의 各所의 關節에 차츰 關節炎이 일어나서, 一定한 經過를 겪고 關節面을 破壞하고, 水腫을 發하고, 마지막에는 變形, 癒着 을 招來한다. 中年 以後의 사람에게 일어난다. 一種의 스트레스 病이라고 하고 있다. 氣候의 影響을 받기 쉽다. 추위, 扇風器, 冷房等을 忌한다. 一進一退하기 때문에, 治療와 함께 介補·訓練 ·安靜·養生이 必要하다. 病勢의 進行을 멈추고, 社會的 活動能 力을 保持시키는 것이 必要하다. 部分的으로 變形·癒着·肥厚等 을 남기는 수가 있다.

針灸治療의 趣旨는 急性의 것과 같지만, 病이 持續하기 때문에 體力이 衰하고, 內臟器管의 機能이 不調해 지기 때문에, 補의 手 技가 必要로 되어 온다. 特히 背部의 兪穴을 選擇하고, 灸溫針等 을 行하면 좋은 境遇가 많다. 漢方藥의 溫補의 藥을 倂用하면 좋 다. 慢性症에는 原則으로서, 副腎皮質홀몬의 連用은 될 수 있는 대로 避하는 것이 必要하다. 이것을 連用하면 根治도 되지 않고, 副作用(浮腫, 興奮, 胃潰瘍, 副腎不全症等)이 나타나서 모르히네 中毒과 同樣으로 悲慘한 일로 되기 쉽다. 새로히 改良된 藥物은 副作用을 적게 하고 있다고 하나, 絶對로 이것을 皆無로는 할 수 없다.

局所的으로 少量, 때때로 注射等으로 使用하는 것은 좋다. 但 老人으로, 氣力이 없고, 從來 이 種類의 製劑를 連用해 온 者에 게 억지로 投藥을 中止하면, 禁斷症狀型으로 되기 때문에, 特殊 한 境遇는 中止하지 않는 편이 좋다.

第4章　運動器病

取　穴

(1) 腰部에　愁訴 있는 것：三焦兪(膀胱)・氣海兪(膀胱)・肓門(膀胱)・上髎(膀胱)・委中(膀胱)・腎兪(膀胱)

(2) 頸部에　愁訴 있는 것：風池(膽)・天柱(膀胱)・肩中兪(小腸)・肩外兪(小腸)・天井(三焦)・腕骨(小腸)

(3) 背部에　愁訴 있는 것：附分(膀胱)・肺兪(膀胱)・神堂(膀胱)・心兪(膀胱)・譩譆(膀胱)・魂門(膀胱)・魄戸(膀胱)・風門(膀胱)・膏肓(膀胱)・厥陰兪(膀胱)・膈關(膀胱)・肝兪(膀胱) 等에서 選穴한다. 全部를 取穴할 必要는 없다. 近隣穴에는 類似作用이 있기 때문에 適當數를 取穴하면 좋다.

或은 每日 次例次例로 穴을 바꾸어서 取穴하고, 針治하면 좋다. 以上의 穴에 限하지 않는다. 또 適當히 灸를 併用하고, 患者에게 行하게 하여도 좋다. (1)(2)(3) 모두 한가지.

(4) 三角筋,　肩胛部：巨骨(大腸)・天髎(三焦)・肩髎(三焦)・臂臑(大腸)・臑會(三焦)

(5) 胸部：氣戸(胃)・屋翳(胃)・周榮(脾)・輒筋(膽)・手三里(大腸)・陽陵泉(膽)・庫房(胃)・膺窓(胃)・胸鄕(脾)・大包(脾)・曲池(大腸)・足三里(胃)

局所治療와 함께, 全體的 治療를 行하고 있는 者가 많다.

또 내가 强調하듯이, 二金屬接觸法으로, 流注方向을 確定해 두고 奇經治療를 行하면 奇効를 奏하는 境遇가 있다. 또한 二金屬接觸法은 奇經뿐만 아니라 正經治療에도 應用할 수 있다. 特히 내가 指細하고 싶은 것은, 手와 足의 三陰三陽經의 要穴을 一組

로 해서 治療한다.　다시 여기에 第三點으로서, 任脈·督脈의 交
會點을 組合한다.　內經의　根結篇에　指示하고　있듯이, 四肢와　頭
部要穴을　一組로　해서　使用한다고　하는　全體的인　取穴處方을　選
擇하는　境遇에　하나의　有力한　依據處를　준다.

4. 痺症(류마치樣　疾患)

　體質虛弱에　便乘해서,　體表가　緊張하고　있지　않기　때문에　땀나
서　바람을　쏘이고　물에　들어가면　추위를　느끼고,　濕地에　자누어
서　寒濕의　邪가　虛에　便乘하여　들어가서　病을　이루는　것.

　主要症狀은,　(1) 關節痛,　(2) 저리고　무겁다,　(3) 屈伸할　수　없다
(4) 붉게　腫脹,　(5) 아픈　場所가　움지긴다.

取　　穴

〔肩部〕　肩髃(大腸)·肩井(膽)·曲池(大腸)·外關(三焦)

〔肘部〕　曲池(大腸)·手三里(大腸)·合谷(大腸)

〔腕部〕　陽谿(大腸)·曲池(大腸)·腕骨(小腸)

〔大腿部〕　環跳(膽)·居髎(膽)·秩邊(膀胱)·委中(膀胱)·陽陵泉
(膽)·風市(奇)

〔膝關節〕　梁丘(胃)·膝眼(奇 膝蓋骨의　斜下方)·足三里(胃)·陽
陵泉(膽)·鶴項(奇 膝蓋骨上의 凹部)·陰陵泉(脾)·三陰交(脾)를 促
한다.　大杼·陽陵泉·懸鐘은　各其　骨筋·髓의　會穴·筋骨을　强壯
하게　한다.　風池·風府·大椎·身柱·外關·風市等은　風寒을　散
하는　作用이　있다.　陰陵泉·三陰交는　脾를　健하게　하고　濕을　化
한다.　以上의　諸穴은　痺症의　常用穴이다.

〔踝部〕　解谿(胃)・崑崙(膀胱)・懸鐘(膽)

〔脊椎〕　大椎(督)・身柱(督)・命門(督)・腰兪(督)・後谿(小腸)・
風門(膀胱)・大杼(膀胱)

〔頸部〕　天柱(膀胱)・大椎(督)・風池(膽)

〔胸部〕　內關(心包)・列缺(肺)・肩髃(大腸)・曲池(大腸)

〔側胸部〕　支溝(三焦)・陽陵泉(膽)

〔全身關節痛〕　大椎(督)・身柱(督)・八髎(膀胱　長・中・次・下
의 總稱)・後谿(小腸)・申脈(膀胱)・外關(三焦)・足三里(胃)

說　明

隣近取穴・局所取穴은 經絡의 流通을 促한다.

5. 落　枕

風寒이 項背部를 侵襲해서 血이 凝하고 氣가 滯해서, 經絡이
늘선늘선하지 않는다.　또 睡眠時에 體位의 異常으로 일어난다.
頸이 흔히 한쪽으로 치우치고, 움직일 수 없으며 局所가 아프다.
甚할때는 背部까지 拘攣해서 아프다.

取　穴

天柱(膀胱)・大椎(督)・肩中兪(小腸)・肩井(膽)・風池(膽)・懸鐘
(膽)・灸 局部

說 明

天柱는 項部의 經絡을 누그롭게 한다.　項이 뻣뻣하고 펴이지
않는 것을 고친다. 大椎는 表를 解한다. 肩中兪는 項背의 經脈을
調和한다. 肩井은 手足의 少陽(三焦・膽), 陽明(大腸・胃), 陽維

의 會, 氣血을 잘 調理한다.

風池는 風邪를 除去하는 要穴. 最近 懸鐘이 本病의 要穴이라고 말하기 시작하는 者가 있다. 灸를 加하면 經을 뜨시게 하고 血을 活하게 해서 風寒을 散하는 効가 있다.

6. 肘關節炎과 膝關節炎

關節炎 一般과 같이 아픈 周邊에 知熱灸를 根氣있게 行하면 좋다. 安靜과 運動의 配合이 어렵다. 安靜에 지나치면 强直·筋萎縮을 일으키고, 運動에 지나치면 增惡한다. 이 兩者를 適當히 짜 모은다. 추위에 닿지않게 繭綿의 자루를 대거나 고무의 사포다를 대고 일을 시키는 것도 좋다. 入浴의 過度, 食餌의 酸性化는 안 된다. 메뉴를 써서 주면 좋다.

아픈 關節의 周圍에 金針을 5∼6本刺하고 (+)極으로 이 온도 호레제를 行하는 것도 一法, 針은 多少 녹쓴다. 但 長時間 通電하면 逆으로 痛症을 더하는 境遇가 있다. 老人, 神經質인 사람에게 는 特히 量을 적은 듯이 行할 必數가 있다.

取　穴

誘導法的 取穴로서, 大椎(督)·大杼(膀胱)·肩髃(大腸)·曲池(大腸)·外關(三焦)·合谷(大腸) 等에 强刺激을 때때로 加한다.

中國에서도 此種의 疾患을 針灸만으로 治療는 하지 않는다고 한다. 漢方藥으로 發熱을 治하고, 體質回善劑(例하면 柴胡劑·驅瘀血劑等)을 並用하고, 運動을 規則的으로 하게 하고, 關節의 固着을 豫防한다. 때문에 針灸家는 醫家(漢方家 또는 西洋醫)와 共同治療하라고 勸하고 있다.

日本에서는 關節炎에 副腎皮質홀몬이 若干 濫用되어, 그 結果, 自己의 副腎의 萎縮을 招來하는 實例가 많다. 藥局에서도 患者가 自由로히 홀몬劑를 살 수 있다. 歐美에서는 患者에게 直接 홀몬劑나 抗生物質을 販賣하는 것은 嚴禁되고 있다. 當然한 일이다. 요즈음에는, 류마치라도 副腎홀몬은 原則으로서 內服안하는 편이 좋다고 하고 있다. 副作用(胃潰瘍・精神病併發・新陳代謝障害等)이 있고, 또한 慣性이 생겨 차츰 듣지 않게 되고, 中止하면 한꺼번에 症狀이 惡化해서 큰일이 되기 때문이다

關節炎等에는 局所에 少量 使用하고, 炎症을 빨리 고쳐서 運動療法을 빨리 할 수 있게 한다고 하는 意味로는 使用해서 좋다. 關節炎이라고 해도 原因이나, 條件(年齡・職業・生活條件・榮養等)이 여러 가지로 다르기 때문에 豫後는 一樣하게는 가지 않는다. 醫師도 治療師도, 局所療法이나 藥物療法만에 눈을 빼앗기지 말고, 治療設計를 세워서 恰似 結核治療와 같이, 천천히 確實하게 計劃的으로 治療할 必要가 있다.

7. 腱 鞘 炎

運動等에서 일어나 簡單한 것은, 가장 痛症을 느끼는 點을 鍉針으로 찾아서, 皮內針을 넣으면 좋다. 皮內針을 넣는 方法도 사람에 따라서 差가 있어서, 相當히 길게 넣고, 一部를 얕게 하고 針先을 깊게 해서, 刺入後 針體의 一部가 陷凹해 보이는 듯한 刺法이 좋다고 하는 者도 있다. 皮內針이라기 보다 오히려 皮下針이라고 한편이 좋은 刺法도 있다.

一個所에 2,3個所로부터 4,5個所 使用하는 사람도 있고, 數가

젹은 사람도 있다.　赤羽幸兵衛氏는 흔히 시이소現象이라고 해서 反對側刺激을 利用한다.

腱鞘炎이라고 하는 一見 局所的인 炎症이라도 循經取穴은 必要하다. 또 背兪穴의 廣用도 잊어서는 안된다.

8. 아키레스腱炎

運動의 選手, 씨름等에 흔히 일어난다.　經絡으로는 腎經과 膀胱經이 關聯하고 있을 뿐이라고 생각하면 큰 錯誤이며, 丸山氏가 發見한 八兪經도 여기를 絡하고 있다.　또 膽經, 그 變症인 陽維의 治療(反對側이라도 좋다)의 편이 좋은 수도 있다.

局所는 한동안 쉬게 할 것, 素人療治로 過度하게 주무리거나, 膏藥을 오래 붙이거나,　湯에 너무 들어가거나 하는 것은 逆治가 될 念慮가 있는 것을 忠告해 둔다. 局所取穴은 ⑥ 腱鞘炎에 準하고, 반드시는 正穴에 拘碍하지 않고 取穴해서 좋다.

9. 彈 發 指

彈發指는, 그 손가락에 오고 있는 筋肉部를 强壓하면서,　세차게 팍팍하고 2,3回 開閉하면 곧 낫는다고 하는 者가 있다.　가벼운 例로는 이와 같은 一種의 循經取穴로도 좋다. 그 손가락에 오고 있는 經絡의 背兪穴도 注目해야 할 要穴이다.　그 附近을 잘 觸診해서, 硬結·陷下等을 觀察해서,　올바르게 取穴하면 速効를 보는 것이다. 손가락의 耳診點을 推하는 者도 있다.

第5章　皮膚・泌尿病

1. 遺　精

흔히 色欲을 過하게 하고,　手淫을 너무 하는 것으로서 腎虛가 되어서 이러난다.　夢遺와 滑精으로 나누어진다.　夢遺는 相火의 內動,　滑精은 흔히 精關이 굳지 않기 때문에 이러난다.　夢遺는 자면 꿈이 많고 꿈에서 精을 洩한다.　오래동안 繼續하면 精神이 不活潑하게 되고, 머리가 무겁고 귀가 울린다. 記憶力減退, 脉은 尺部가 洪大, 舌은 周圍가 붉다. 滑精은 꿈을 꾸지 않고 精을 洩한다. 繼續하면 허리가 疲勞하고 힘이 없어진다.　動悸가 있다. 下腹이 땡긴다. 陰莖이 冷하고, 脉은 흔히 虛狀.

取　穴

夢遺는 內關(心包)・心兪(膀胱)・三陰交(脾)・復溜(腎)・志室(膀胱)

滑精은 氣海(任)・關元(任)・中極(任)・腎兪(膀胱)・三陰交(脾)

說　明

〔夢　遺〕內關・心兪를 瀉하는 것은 淸心,　三陰交・復溜는 腎을 補한다. 志室은 一名 精宮이라고 하는 程度로 腎을 굳히는 要穴.

滑精, 氣海・關元・中極을 補하는 것은 下焦의 虛損을 治한다. 腎兪・三陰交는 腎을 補하고 陰을 强하게 한다. 一般的으로 夢遺에는 針을 使用하고, 滑精에는 灸治를 使用하면 좋다.

-- 223 --

2. 陽　　痿(임포덴쓰)

手淫·色欲過度 等에 依해 腎氣를 破하고, 或은 精神的인 속, 憂鬱로 이러나는 수도 있다. 陰莖이 勃起않고, 或은 早漏를 이르키고, 시들어 힘이 없고 全身이 疲勞하고, 머리가 흔들흔들하고 눈이 얼찐얼찐하고, 허리가 아프고, 腿가 萎縮하고, 顔色이 누르스름해서 食欲이 없다.

取　穴

腎兪(膀胱)·關元)任)·三陰交(脾)·然谷(腎)·命門(膀胱)

說　明

腎兪·三陰交·然谷을 補해서 腎을 補하고 陰을 益한다. 關元에 灸해서 下元의 虛損을 補한다. 命門을 補하고 灸해서 陽을 盛하게 한다. 靑壯年에게는 너무 命門을 灸하면 相火가 過旺해서 子가 생기지 않는다고도 한다.

3. 遺　尿

小便을 洩하는 것. 小兒의 夜尿도, 老人이 括約筋이 조이지 않고, 腎氣虛弱으로 小便을 싸는 것도 말한다.

取　穴

關元(任)·中極(任)·三陰交(脾)·腎兪(膀胱)·膀胱兪(膀胱)

說　明

關元은 元氣의 根이다. 三焦의 氣가 出하는 곳, 針해서 氣를 補한다. 中極, 膀胱兪는 補法을 가지고 膀胱의 조임을 좋게 한다. 三陰交, 腎兪는 三陰을 잘 補益해서 正氣를 돕는다. 이것에

依해서 遺尿는 스스로 낫는다.

4. 陰部瘙痒

婦女의 陰部에 이러나고, 甚할 때는 아프고 身體가 나른하다. 小便이 샌다.

取　穴

八髎(膀胱 下·次·中·下髎의 總稱)·關元(任)·中極 (任)·血海 (脾)·委中(膀胱)·大敦(肝)·至陰(膀胱)

說　明

八髎·中極은 行氣利濕, 關元·血海는 淸血·化濕의 作用이 있다. 委中·大敦은 淸熱和肝, 至陰은 上衝을 降하고 濕濁을 導하는 効가 있다.

5. 癃閉(尿閉)

大槪는 三焦의 氣化가 平常을 失해서 이러난다. 肺氣가 펴지않으면 下에서 膀胱作用에 影響해서 반드시 障碍를 받는다. 또 脾胃의 氣가 잘 돌아오지 않으면 腎氣가 蒸化를 失하고, 熱이 下焦에 結한다. 이들은 이 病의 原因이 된다. 이것을 둘로 나누면

〔癃 症〕 小便이 질질 내리고, 下腹이 脹하고, 尿道가 澁하고 아프며, 脉이 細數한 것.

〔閉 症〕 小便이 나오지 않고, 下腹이 脹하고, 嘔氣를 伴하고 머리에서 땀이 나고, 脉 細澁한 것은 難治. 西洋醫學的으로 말하면, 結石症, 前立腺肥大, 尿道瘢痕 等에 依한 排尿困難인데, 尿가 自然히 나오고 있는 동안은 아직 輕度이며, 漸漸 狹窄이 甚해

-- 225 --

지면 全然 尿가 나오지 않고, 大端히 苦痛스럽다. 排尿後의 殘尿가 大量으로 되면 腎水腫, 이어서 尿毒症이 된다. 手術後, 飯酒後의 一過性尿閉는 針灸의 適應이지만 器質的 變化가 高度로 되면 해도 헛 일이다.

取穴

〔癃症〕 膀胱兪(膀胱)・小腸兪(膀胱)・復溜(腎)・湧泉(腎)・曲泉(肝)

〔閉症〕 三焦兪(膀胱)・陰陵泉(脾)・三陰交(脾)・關元(任)

以上의 取穴에 兩者 다 같이 列缺(肺)을 附加해서 좋다.

說明

膀胱兪, 小腸兪는 出尿를 좋게 한다. 復溜・湧泉은 腎을 補한다. 曲泉으로 肝을 瀉한다. (水穴) 三焦兪는 三焦의 濕熱을 淸하게 한다. 陰陵泉・三陰交는 脾를 健하게 해서 利水를 圖謀한다. 關元은 補氣, 肺氣가 行하면 濁氣는 降한다. 故로 二症 다 같이 列缺을 加해서 "金"을 淸하게 해서 氣를 降한다. 小便作用을 促한다.

6. 急性腎炎(風水)

이 病은 腎臟實質에 炎症이 이러나는 것이다. 大槪는 他의 疾患에 倂發해서 이러난다. 流行性感冒, 猩紅熱, 丹毒, 急性關節류마치, 急性扁桃炎 等에 後에 續發한다. 症狀으로서는, 惡寒・發熱・頭痛・腰痛・嘔吐・全身浮腫・尿量의 減少・尿에 蛋白・赤血球・上皮細胞・圓柱 等이 多量으로 나타나서 尿가 涸濁한다.

浮腫은 心臟性의 浮腫이 下肢에서 나타나는 것과 眼瞼(平田氏

腎帶)에서 나타나서, 顔面에서 차차 全身에 미친다. 尿量은 浮腫
에 比例해서 줄고, 때로 無尿로 되고 屑毒症(眩暈·嘔吐·全身痙
攣·呼吸切迫·瞳孔縮少·視力減弱=眼低에 出血 浮腫 等을 이르
킨다. 一兩日 持續하면 死亡한다.) 現在에는 救急을 爲해 人工腎
臟을 使用해서 窒素分을 排出할 수가 있으나, 예날에는 現在에도
救急療法으로서 行하는 腹膜을 通해서의 勞廢物의 排出을, 强한
下劑(例하면 巴豆를 使用해서 行하고 있었다. 著者는 戰爭中. 巴
豆의 丸藥인 紫圓을 出征時에 携行해서, 急性腎炎의 無尿를 累次
고친 體驗이 있다. 早期에 주면 甚한 下痢(그러나 水分이 남은
대문의 浮腫이 除去되기 때문에, 그다지 腹痛이 없이 내리는 例
가 많다.)와 함께, 하루 밤으로 浮腫이 去하고, 尿量이 激增해서
爾後의 經過가 大端히 좋다.

急性腎炎의 浮腫에는 普通의 利尿劑는 듣기 어려우며, 水銀利
尿劑는 禁忌이기 때문에, 巴豆劑는 좀 더 넓게 使用되어서 좋은
藥이라고 생각한다.

取　穴

針灸로도 利水消炎의 目的으로, 天柱(膀胱)·風門(膀胱)·腎兪
(膀胱)·大腸兪(膀胱)·上髎(膀胱)·章門(脾)·外關(三焦)·合谷 (大
腸)·陰陵泉(脾)·三陰交(脾) 等에 每日 또는 隔日로 强刺激을 준
다. 民間療法으로는 枇杷의 잎을 灸해서, 腹壁을 문지르면 좋다
고도 한다.

그러나 何如間 藥治와 倂用한 편이 좋으며, 重症의 者로, 自信
이 없는 者는 取扱 안 하는 편이 좋다.

7. 慢性 腎炎＜浮腫＞

急性腎炎에서 移行하고, 또는 感染을 反復하거나 姙娠腎等에서 이러난다. 때때로 發熱이 있고, 倦怠感있고, 食欲없고, 顔面蒼, 白浮腫狀, 四肢에 浮腫이 있다. 浮腫 때문에 皮膚에 光澤을 生하는 수가 있다. 尿量이 준다. 蛋白이 如干해서 消失하지 않는다. 허리가 무겁고 몸이 아프다. 動悸를 한다.

取　穴

針灸로는 腎機能을 높이고, 血行을 旺盛하게 하고, 强心利尿의 目的으로 다음과 같은 取穴을 한다.

三焦兪(膀胱)・氣海兪(膀胱)・大腸兪(膀胱)・上髎(膀胱)・氣海(任) ・足三里(胃)・陰陵泉(脾)

腎兪(膀胱)・關元兪(膀胱)・次髎(膀胱)・關元(任)・足三里(胃)・ 三陰交(脾)

이 二組를 每日 交互로 取穴, 針으로 가볍게 刺激하고, 藥艾의 灸條(뜸쑥담배)로 灸治하면 좋다.

食事療法에 注意하고, 濃厚食을 避하며, 또한 適度의 運動을 시킨 편이 좋다.

慢性腎炎으로 蛋白尿가 그치치 않을 뿐으로, 全身狀態에는 이렇다 할 變化없이 數年, 數十年 그대로 活動하고 있다가 突然 頭痛이 있다는 等 하면서 2, 3日로 尿毒症을 이르카는 것이 있다. 때때로 血液의 殘餘窒素를 調査해서, 어느 레벨을 超過하는 傾向이 있으면, 人工腎으로 이것을 低下시키면, 社會的 活動에 支障

이 없는 程度의 것도 있다. 그러나, 그 裝置의 普及은 費用의 點으로 適應症이 있는 患者全部를 處置할 수 없는 것이 現狀인 것은 遺憾이다. 또한 慢性腎은 漢方藥治療를 持續하면 好轉 또는, 增惡을 豫防할 수 있는 例도 많다고 하는 報告도 있기 때문에, 經驗이 있는 漢方家의 指示를 받을 것을 勸한다. 오래동안 腎炎을 이르키고 있으면 高血壓, 心肥大, 眼低의 變化를 招來하기 때문에, 時期를 定해서 定期檢査를 하면 좋다.

같은 腎疾患이라도, 네후로제의 편이 漢方的으로 고치기 쉽다. 相當히 長期로 浮腫・蛋白質이 繼續한 重症例라도 回復할 可能性이 있다. 針灸의 取穴은 거의 同樣이지만, 補助的인 療法・定期的 檢査 等은 腎炎과 同樣으로 行한 편이 좋다.

8. 萎縮腎

大槪 老人의 退行性 變化이며 回復은 困難하다. 腎實質은 變性해서 腎의 重量은 減하고, 排尿機能은 不良으로 된다. 平素, 카페인, 술을 많이 좋아하는 者에 이러나기 쉽다고 한다. 梅毒류마치, 動脉硬化, 高血壓 等도 誘因이 된다. 症狀으로서는 口渴, 多尿, 特히 夜間尿가 많다. 尿中에는 圓柱가 보이고 脂肪顆粒이 證明된다. 進行은 比較的 緩慢하며, 相當히 長壽를 하는 사람도 있다. 初期에는 症狀이 적고, 違和感이 없는 者가 많다. 身體가 나른하다. 尿意가 많고 比重은 적게 된다. 視力은 차츰 眼低變化 때문에 低下한다. 매매로 眩暈心悸亢進을 訴한다. 進行하면 足에 浮腫이 이러난다. 脉은 比較的 强하고, 心臟은 擴大한다.

取　穴

治療로서는 過度의 高血壓은 콘트롤 하고, 腎機能을 適當히 刺戟한다.

腎兪(膀胱)·三焦兪(膀胱)·氣海兪(奇)·命門(督)·陽關 (督)·關元(任)·每日 温灸器로 温灸한다.

足三里(胃)·陽輔(膽)·三陰交(脾)·崑崙(膀胱)에 每日 또는 隔日, 中等刺戟한다. 酒類, 煙草, 香辛料를 避하고, 腰部에는 때때로 按摩를 하면 좋다. 經過는 緩慢하며, 全治는 어렵다. 往往 急性腎炎·尿毒症·腦溢血·老衰 等으로 死亡한다.

9. 腎臟結石

腎臟內에서 尿로부터 蓚酸鹽이 생겨서 돌이 되는수가 있다. 腎內에 생겨서 움직이지 않는 것도 있고, 차츰 下降해서 尿道로부터 自然히 排出하는 것도 있다. 그 途中 움직이기 어려운 部位가 三個所 있다. 하나는 腎의 出口, 하나는 股動脉과 交差하는 곳(右側이면 거의 虫垂의 部位에 該當해서 誤診되는 수가 있다.) 그리고 膀胱의 入口이다. 膀胱까지 들어가면 大槪는 外尿道로부터 自然히 나온다. 途中에서 멈추고 있는 동안 結石은 자라서 커지고 마침내 그쪽의 水腎症(腎이 尿로 充滿해서 袋狀으로 되어 機能을 失한다.)을 이르키는 수도 있다.

劇痛 때문에 嘔氣·嘔吐가 이러나고 胃疾患이나 虫垂炎으로 誤認되는 수가 있다. 鎮痛을 爲헤서는, 患側의 膀胱經第三行 및 腎經等의 壓痛點을 目的으로, 大久保適齊流로 長針을 使用해서 深部를 刺激하고 아울러 灸温針을 行하면 좋다. 그것을 爲해 便利

한 것은 鐵製의 韓國針(針柄도 一體로 되어서 唐製이기 때문에
刺하기에도 灸를 하기에도 便利하다)을 使用하면 좋다.

中國風으로 齊刺(하나의 穴의 周圍에 세개의 針을 刺한다.)를
行하는 것도 좋다.

때때로 X레이로 檢査를 해서 結石의 크기, 移動의 狀態를 確認
하면 좋다.

劇痛의 때는 置針도 좋고, 少陰心經의 平田氏帶에 遠導刺를 行
하는 것도 좋다.

10. 膀胱炎과 尿道炎

現在는, 抗生物質 等이 여러 가지 생겼기 때문에 針灸家에 이
들의 治療를 依賴받는 일은 그다지 없다. 그러나, 入院患者 等에
서 尿道痛, 尿意頻數 等이 있는 境遇에 針을 試하면 對症的으로
도 有效하다.

取 穴

局所取穴 會陰(任)·曲骨(任)·中極(任)·膀胱兪(膀胱)·次髎(膀
胱)·橫骨(腎)·近隣取穴로서는, 肝經의 陰廉·五里·陰包·曲泉
脾經의 血海·箕門, 循經取穴에서 味滋있는 것은 曲差(頭部膀胱
經) 上天柱 等의 平田氏帶이다.

11. 血 尿

이것은, 原因이 여러 가지 있으며, 小兒 等에서는 膀胱炎만으
로도 血尿가 나온다. 尿路上에서는 腎에서 下는 尿道까지 어디에
서 나와도 血尿가 된다. 出血部位의 大略의 推定을 하는데는 尿

컵三杯에 尿를 나누어 받는다. 위에서 나올수록 平均한 血尿, 前部尿道에서는 第一의 컵에 主로 血尿가 나온다.

이 疾患도 特殊檢査나 治療를 要하기 때문에, 針灸의 適應이 있어도, 于先 專門家에 依賴한 편이 無難할 것이다.

12. 尿 失 禁

老人性神經衰弱·膀胱括約筋無力·多産後의 婦人 等에 흔히 있다.

排尿後, 또는 오래동안 서 있거나, 기침을 하거나 무거운 物件을 들면 不隨意로 少量의 尿를 쫄긴다. 病이라고는 할 수 없으나 不愉快한 것이다. 括約筋에 活力을 넣는 意味로 다음과 같은 取穴이 좋다.

取　穴

百會(督)·命門(督)·中髎(膀胱)·關元(任)

每日 작은 뜸쑥으로 七壯灸하든가, 艾條炎治를 使用해서 數週間持續하면 좋다.

13. 前立腺肥大

男性으로 老人의 사람에게 많다. 排尿後에 카테델로 殘尿를 除去해서 150～200cc나 남을 것 같으면 차츰 水腎症을 이르키기 때문에, 針灸의 適應이라고는 할 수 없다. 但, 下腹部의 筋群에 施灸하면 排尿時의 腹壓을 增加하고 排尿力을 더하는 수가 있다. 카테델挿入이 甚히 困難해서, 尿閉를 자주 이르키는 老人으로(젊었을 때 淋病을 經驗한) 할 수 없이 下腹部 任脈에 施灸해서 數

個年은, 어느 程度 排尿할 수 있었든 實例가 있다. 前立脉自體에
는 無効라도 對症的으로는 應用되는 境遇도 있다고 하는 것일 것
이다.

14. 膀胱痲痺

腦・脊髓疾患, 外傷, 手術後, 腦溢血, 脊髓炎, 其他 不明의 原
因, 또는 全身衰弱時에 이러난다. 痲痺部位에 依해서 症狀이 다
르다. 膀胱收縮筋痲痺는 排尿困難으로, 膀胱에 尿가 數百cc나 괴
고, 下腹部에 瘤가 보일 程度로 된다. 옛날 말하는 癃閉이다. 膀
胱括約筋痲痺에서는 尿는 끊임없이 失禁한다. 기침을 해도 웃어
도 도온다.

矛液性多尿라고 해서, 膀胱痲痺로 尿가 恒常 充滿하고 있기 때
문에 小量頻回排尿가 있고 多尿症과 같이 보이는 수도 있다.

豫後는 病에 따라서 여러 가지이며, 脊髓損傷의 境遇 等에서는
殘尿의 感染에서 水腎症(腎臟까지 充滿擴張해서 機能을 失한다.)
으로 死亡하는 수도 많다.

取 穴

針灸로는 膀胱의 神經을 刺戟하기 爲해 陽關(督)・次髎(膀胱)・
中髎(膀胱)・關元(任)・中極(任)・曲骨(任)에 輕刺激을 하고 藥艾
條(약쑥)로 灸治한다. 每日 一回로 좋다.

15. 腎盂炎

結石과 같은 異物의 刺激, 膀胱으로부터의 細菌의 上行, 全身
의 感染症으로부터의 下行性感染 等이 있다. 比較的 많은 病인데

요지음은 感染에 對한 處置가 進步했기 때문에 治癒는 容易하게 되었다. 그러나 再發을 反復할 境遇는 腎盂造影으로 原因을 調査하면 좋다.

急性으로 오는 것과, 慢性의 것이 있다. 急性의 것은, 惡寒戰慄로 시작해서, 이어서 發熱發汗한다. 腰部에는 異樣의 痛症이 이러난다. 腎石의 嵌頓으로 이러난 것은 發作性의 劇痛이 있고, 患者는 冷汗을 내고 反射的으로 嘔吐를 이르킬 程度이다. 그 痛症은 輸尿管에서 外尿道까지 放散하고, 陰部, 大腿까지 아프다.

또 背痛도 있다. 몸을 움직여 기침을 하고, 재체기를 하고 深呼吸을 하면 疼痛이 나타난다. 尿意가 많고 尿量은 減少한다. 尿는 混濁하고, 檢鏡하면 白血球, 細菌, 血液을 混한다. 또 尿酸結石, 上皮를 많이 混한다.

慢性症은 腰部에 疼痛이 있어도 排尿障害時만이며, 排尿後는 편하게 된다. 尿量은 平時의 2~3倍로 된다. 尿中에는 膿 또는 少量의 血液은 混한다.

針灸療法으로서는 消炎利尿를 目的으로 한다.

取 穴

腎兪(膀胱)·大腸兪(膀胱)·委中(膀胱)·血海 (脾)·足三里(胃)·三陰交(脾)·太鐘(腎)·若干 强刺激으로 좋다.

慢性者에게는 三焦兪(膀胱)·督兪(膀胱·大椎兩傍)·次髎(膀胱)을 使用해서 輕刺激用, 艾條를 使用해서 灸治하면 좋다. 足三里(胃)·委中(膀胱)에 針治해도 좋다.

急性의 것은 絶對安靜, 漢藥의 金錢草煎을 茶代身으로 大量服

用하면 消炎, 結石에 對해서 效果가 있다고 한다. 豫後는 一般的
으로 좋다.

第6章　循環器病

1. 心悸亢進

노이로제로 이러나는 수가 많다. 氣血의 缺損에 由來한다. 氣
不足이면, 心이 不安하다. 血이 不足하면 養을 失한다. 또 突然
쇼크를을 받아, 陰이 虛하고 火가 旺한다. 痰火가 內에 動해서
水飮이 心下에 停溜하거나 하면 이것이 이러난다.

症 狀

心이 空虛하게 되는 感이 있다. 두근두근 움직인다. 가벼우면
心臟의 動悸가 때로 무겁고 때로 가볍다. 무거울 때는 動悸가 가
슴에 미치고, 아래는 臍傍까지 울린다. 가슴이 괴롭고 쥐어 뜯고
싶은 느낌이 된다. 安眠할 수 없다. 다시 重篤하면 머리가 흔들
흔들하고 눈이 얼쩐거린다. 숨이 막히고, 食欲이 不進하고, 脈은
結代하거나 弦數하게 된다.

取 穴

神門(心) · 內關(心包) · 陰虛火旺에는 太谿(腎) · 三陰交(脾)를 加
한다. 痰火에 依한 것은, 足三里(胃) · 中脘(任)을, 水飮의 滯에는
中脘(任) · 陰陵泉(脾) · 足三里(胃)를 加한다.

說 明

神門은 少陰心經의 原穴 · 內關은 厥陰의 絡穴로 三焦와 連絡하
고 있다. 이 二穴은 心을 淸하고 神經을 鎭靜시키는 作用이 있
다. 太谿 · 三陰交는 滋陰制火의 作用이 있다. 足三里 · 中脘을 瀉

하면 制胃・化痰의 作用이 있다. 中脘・陰陵泉을 補하면 胃의 作用을 좋게 하고, 水殼을 轉化한다. 이것에 依해서 正氣를 돕는다.

(心悸亢進은 自律神經失調도 主因이나, 心臟의 器質的 障害, 甲狀腺機能亢進, 發熱等의 症狀이기도 하다). 原因을 調査할 必要가 있다.

2. 腹　水

腹水는 여러 가지의 原因으로 이러난다. 門脈循環障碍나 慢性心臟病, 腎疾患, 癌性腹膜炎, 結核性腹膜炎等이다. 그 疾患마다 豫後가 다른 것은 勿論이다. 症狀으로서는, 배가 膨脹해서 甚한 境遇에는 皮膚가 주름을 잃고 光澤을 生한다. 慢性이 되면 臍靜脈이 怒脹해서 腹壁上에 靜脈이 網과 같이 보인다. 메두사의 목이라 한다. 少量의 境遇는 側臥位로 아래로 된 側에서 打診音이 濁하다. 大量의 境遇는 한쪽에 手掌을 대고 他側에 衝擊을 주면 波動이 波及하는 것을 觸한다.

胸部를 壓迫해서 呼吸이 困難하게 되고, 또 食餌를 取하기 어렵게 되는 수가 있다. 不得已하면 穿刺해서 2,000~6,000cc나 腹水를 排除해서 一時的으로 輕快시키는 수도 있다. 針灸에서는 陰水와 陽水로 區分한다.

陽水는 水腫이 于先 허리 以上에 나타나서 發熱하고 煩渴, 顏面이나 눈이 빛나고, 言語에는 힘이 있다. 便秘하고, 尿는 少量으로서 濃하고, 脈은 沈數.

陰水는, 水腫이 于先 허리 以下에 나타나고, 身體는 冷하며, 大便은 軟便, 小便은 澁하다. 音聲은 낮고 힘없으며, 顏色은 蒼

白, 脈은 흔히 沈遲이다.

取 穴

〔陽水〕 曲池(大腸)·足三里(胃)·足臨泣(胆) · 章門(脾) · 列缺(肺)·合谷(大腸)·風門(膀胱)·人中(督)

〔陰水〕 公孫(脾)·陰陵泉(脾)·水分(任)·腎兪(膀胱)·陰谷(腎)·氣海(任)·復溜(腎)·命門(督)

說 明

〔陽水〕 足三里를 瀉하면 胃의 作用을 强하게 하고 化濕作用을 促한다. 章門은 臟의 會穴. 合谷·風門은 熱을 去하고 風을 除한다. 臨泣, 人中을 瀉하면 腫을 減한다. 列缺은 肺를 理해서 水를 行하게 한다.

〔陰水〕 公孫, 陰陵泉을 補해서 脾를 補하고 濕을 化한다. 水分에 灸를 해서 中을 溫하게 하고 寒을 補한다. 復溜는 腎을 補한다. 이 그穴은 水腫에 듣는다. 腎兪, 陰谷, 氣海를 補하는 것은 腎을 도와서 利用을 促한다. 命門을 補하는 것도 同樣.

藥物療法과 併用한 편이 좋다. 肝硬變, 癌腫, 惡液質의 것은 豫後不良.

3. 心臟瓣膜症

器質的 變化에 對해서는 針灸는 無用. 但 對應的으로, 肩凝, 胸悶, 足의 浮腫, 尿量의 減少, 上腹部의 重壓感(胸脇苦滿) 等에 對應的으로 利用해서 반가워하는 수가 많다. 例하면, 肩背部의 瀉血(吸角에 依한) 後頭部의 凝應에 對한 取穴, 前胸部의 重苦 等은, 藥品과 달라서 副作用이 없고 應用할만한 治療이다.

取　穴

局所取穴：心兪(膀胱)・膏肓(膀胱)・膻中(任)에서　上의　諸點

循經取穴은, 症에　依해　心經・腎經・肝經・胆經・督脈等을　使
用해서　좋다.

近隣取穴로서　頭部의　硬統을　누그롭게　하는　것은　重要한　着眼
이다. 나머지는　對症的　取穴！

例하면　心悸亢進에　郄門(心包)・內關(心包), 或은　衝脈治療를　利
用하도록.

4. 心臟喘息

老人의, 所謂　喘息이　아니고　少循環의　鬱血에서　오는　心臟喘息
이　있다. 心臟의　拍出力이　弱해지고, 鬱血하고, 그　때문에　逆으
로　또　心에　負擔을　주기　때문에　心肺症狀이라고도　불리워진다.

老人은　그　밖에, 肺活量이　肺結核　其他로　줄고, 걸으면　숨차
다. 老人性貧血로　가슴　괴로움等도　모두　"喘息"이라고　부르고,
治療를　받으러　온다. 旣往症을　잘　듣고, 區別해서　治療할　必要가
있다. 心肺症狀은　酸素를　充分히　吸入시켰을　뿐으로　편하게　되는
것도　있다. 心臟喘息의　境遇는　遠方에서　通院시키거나　안하는　편
이　좋다. 또　할　수　있으면　醫治와　倂用하여야　할　것이다.

血壓이　只今까지　높았든　것이, 아무것도　안하는데　低下해　오는
것은　心疾患에　關係가　있다고　생각하지　않으면　안된다. 注意하지
않으면　속크을　이르키기　쉽다. 또　喘息이　難治하기　때문에　副腎皮
質홀몬을　濫用해　온　患者도　若干의　일로　속크을　일으키기　때문에,
强刺激을　주면　頓死하는　수가　있다. 對症療法으로서는　喘息과　同

樣이지만 豫後가 나쁜 것을 充分히 注意해서 治療할 必要가 있다.

5. 心筋梗塞

動脈硬化에 依해서 心血流가 乏少해진다. 情緒的 變化(例하면 驚·怒)에 依해 血管의 收縮을 이르킨다. 血栓症으로 血行이 덤추는等 原因은 여러 가지 있다. 豫後는 侵犯된 範圍部位等에 따라서 다른데, 第一回의 發作에서 約 20%死亡한다고 하는 程度이다. 요즈음과 같이 動物性의 脂肪을 많이 取하고, 美食해서 코레스테롤이 增加하는 것 같은 狀態의 사람이 많아지고, 또한 여러 가지의 스트레스가 增加하면 이 病은 增加해서 以前은 日本의 老人은 半數가까이 中風으로 當하고, 心疾患은 20% 以下엿든 것이 차츰 美國의 率에 가까워져 가고 있다.

豫後의 判定이 어렵고, 諸檢査가 必要하기 때문에 곧 針灸治療를 받으러 오는 사람은 적어졌다.

初期부터 漢方治療를 試한 重症例가 있는데, 背部에서(心兪附近) 瀉血을 大量 行하면 心의 負擔을 가볍게 하고, 또한 그 附近의 針治에 依해, 괴로움 때문에 疲勞硬直한 筋肉을 軟하게 한즉, 苦悶感은 크게 輕減한다. 心鬱血, 肺鬱血, 肝鬱血의 所望이 除去되면, 그로부터의 狀態는 大端히 改善된다. 그 사람은 最初의 甚한 發作(約 一週間은 橫臥할 수 없어 앉아 있었다)이 除去되고벌서 十五年 以上 지나고 있는데, 甚한 不整脈이 있는 데도 하루도 家業(페인트塗裝)을 쉬지 않고 元氣있게 지나고 있다.

心臟은 體重의 $\frac{1}{200}$인데, 必要血量은 $\frac{1}{20}$이라고 하며, 또한 他의 部位와 달라, 腦와 같이 終末動脈이 많고 吻合이 거의 없게

때문에, 굵은 部位가 막히면 心筋이 넓은 範圍에 瘢痕化해서, 拍動의 傳達도 어지럽혀진다. 그러나 一旦 變化가 固定하고 남은 心機能이 相當한 血壓을 維持할 수 있는 程度로 그치면, 相當히 長生하는 사람도 있다. 勿論 養生은 必要하다. 發作時에는 有效한 醫療, 例하면 酸素吸入等이 必要하기 때문에 곧 入院시킨 편이 無難할 것이다.

6. 動脈硬化症

人間의 動脈硬化는 이미 20代부터 시작한다고 하며, "人間의 老化란 血管의 老化이다"라고까지 한다. 그러나, 動脈硬化는 身體의 動脈에 한결같이 進展하는 것은 아니며, 足의 動脈에서 시작하는 것, 腦動脈에서 시작하는 것 等이 있다.

前京城帝大藥理學校敎授 大澤勝博士는 實驗的 動脈硬化症이 火傷毒인 히스트도키신의 投與로 豫防할 수 있다고 하는 實驗을 하고 있다. 그러나 한편, 醫科齒科大學內科의 島本多夫敎授는 코레스테롤 過剩說에 對해서, 外界로부터의 刺激에 依한 血管의 傷害의 累積을 重視하고 있다. 이 點으로 말하면, 灸와 같은 刺激은 有害하다고 하는 結論으로 될 듯하는. 어느쪽이 참말인지 對照實驗이 없기 때문에, 무엇이라고 할 수 없으나, 옛날부터 灸는 長壽에 所用된다. 老化의 豫防에 所用된다고 믿어지고 行해지고 왔다. 그러나 常識的으로 생각해도, 어느程度 進行한 動脈硬化가, 針灸와 같은 刺激으로 迅速하게 復元된다고는 생각되지 않는다.

그러나 動脈硬化에 附着하는 여러 가지의 症狀에 對해서는 針灸의 利用價値는 적지 않다. 例하면, 上衝, 眩暈, 頭痛, 眼底出

血, 血行障害, 神經痛, 筋萎縮, 更年期障害, 自律神經失調等은
藥物療法보다 손쉽고 正確하게 듣는다. 細部는 各項을 參考하기를

7. 高血壓症

最高血壓은 最低血壓의 約 $\frac{2}{3}$ 라고 하는데, 最高血壓 160㎜ 以
上은 于先 高血壓症이다. 動脈硬化가 있으면 最低血壓이 높아진
다. 이것도 하나의 目標가 된다. 若年者高血壓이라고 해서, 젊을
때부터 血壓이 높으면서 예사로 活動하고 있는 者도 있다. 그러
나 오래 高血壓이 繼續하면, 心臟·腎臟等에 變化를 이르키기 쉽
고, 腦溢血의 危險도 많아진다.

針灸는 固定해서 높아진 血壓에는 影響하기 어려우나, 初期·
動搖하기 쉬운 時期에는 相當히 듣는다. 또 高血壓症으로 危險한
上衝·頭痛·肩凝症·精神의 興奮等 自律神經系의 不安定에는 適
應症이 있어서 使用하기에 足한 療法이며, 腦溢血의 豫防도 된다.

施灸를 하면 血壓이 높아져서 危險은 없을까 하고 極情하는 醫
師도 있는데, 度를 넘기지 않으면, 그런 念慮는 없다. 도리어 그
後에 下降해 오는 수가 많다.

取 穴

取穴로서는, 頭部의 百會(督)·大椎(督)·風池(胆)·完骨(胆)等
머리의 頂上, 後頭部의 諸穴이 重要하고. 또 上衝의 豫防으로서
는 足三里(胃)·陽陵泉(胆)·太衝(肝)·三陰交(脾)·合谷(大腸)·外
關(三焦)等을 選擇한다.

其他 一般的으로 强壯穴을 倂用해서 좋다. 服藥, 特히 漢方藥,
의 養生도 또 有益하다.

8. 低血壓症

無力性體質에 많다. 또 病後等에 一時的으로 이러난다. 低血壓症과 貧血과는 다르다. 貧血로 低血壓이 이러난 것은, 그편을 고치지 않으면 안된다. 低血壓症의 편은 血管의 無力症에서 이러난다.

針灸를 全身的으로 持續하면, 體重이 增加하고 全身의 活氣를 더해서 低血壓이 改善되는 수가 있다. 그러나 中年以後의 虛弱性 體質의 轉調療法에는 相當히 長期間을 要한다.

그러나, 低血壓으로 죽는 수는 적다. 도리어 平均壽命은 길다고도 한다. 困難한 것은, 때때로 眩暈等이 이러나는 것이다.

對症療法으로서는, 비닐의 주머니를 가지고 있다가, 吐出한 숨을 再次 들어마시고 數回 反復한다. 한번 吐한 CO_2를 들어마시면 血壓이 높아진다. 一時的으로 血壓을 높이는 藥品보다 無害하고 좋다. 또 起床時에 眩暈하는 사람은, 寢床中에서 타이즈를 신고서 이러나면 좋다고 한다. 灸治의 편이 低血壓에는 좋다. 全身療法이 必要하다.

○　○

百會(督)·膏肓(膀胱)·胞肓(膀胱)·肓兪(腎)·中脘(任)·三陰交(脾)·外關(三焦)等을 交互로 取穴한다.

-- 243 --

第 7 章　耳鼻咽喉病

1. 鼻　　閉

風寒은 傷肺에서 흔히 이러난다. 肺氣가 不利해서 코가 막힌다.

取　穴

風府(督)·迎香(大腸)·印堂(奇)·魚際(肺)·合谷(大腸)

說　明

風府는 風을 收하고 充血을 去한다. 迎香·印堂은 鼻腔의 通함을 좋게한다. 魚際는 肺의 氣를 促한다. 合谷은 上焦의 熱을 淸하게 하고, 肺를 개운하게 만드는 目的.

2. 鼻 카 달

外. 風熱風寒에 感해서 이러나는 수가 많다. 或은 술을 過飮, 濕熱이 腦를 蒸해서 일어난다.

取　穴

上星(督)·印堂(奇)·迎香(大腸)·風池(膽)·合谷(大腸)

說　明

上星·印堂·迎香은 局所의 要穴, 鼻通을 좋게하고, 머리를 개운하게 하며 熱을 瀉한다. 風池·合谷을 瀉하면 頭部의 風邪를 治한다.

3. 扁桃(腺)炎(腺은 아니기 때문에 最近은 이字를 取한다)

熱이 있고 風邪를 받아서 일어난다.

取　穴

頰車(胃)·翳風(三焦)·合谷(大腸)·少商(肺)

說　明

頰車, 翳風은 咽喉를 淸利한다. 合谷은 上焦의 熱을 瀉하고 痛

症을 멈춘다.　少商의 點狀瀉血은 肺火를 淸하게 하고 風邪를 追

出한다.

(나는 흔히 復溜(腎)의 補를 使用해서 效果를 올리고 있다. 巷

間에 局所療法으로서 人迎에 灸를 하는것도 있는데 美容上 滋味

없다)

4. 耳痛과 中耳炎

中耳炎이 아닌데도, 側頭部의 硬結때문에 이러나는 單純性耳痛

이라는 것이 있다. 耳鼻科的治療로는 낫지않는다.　이 境遇 局部

의 壓痛을 調査해보면 聽宮(小腸)·耳門(三焦)·翳風(三焦)·聽會

(膽)·下關(胃) 等에 있다.　이것에 準해서 局所治療 및 循經治療

를 行하면 곧 낫는다. 中耳炎의 治療도 이것에 準한다.　但 遠導

刺로서 以上의 陽經과 相對하는 足의 陰經의 要穴을 取穴하면 좋

다.

氣의 病(器質的變化가 적은)의 境遇는 鍉針만이, 皮內針만으로

도 잘 듣는다.

中耳炎인 때는 單純性耳痛보다 餘分으로　近隣取穴을 하는者가

많다. 患側의 肩背部에서 吸角瀉血을 行하는것도 좋다. 또 後頭部의 硬結治療도 必要하다.

5. 外 耳 炎

外聽道에 濕疹型의 皮膚疾患이 생겨서 難治한 수가 있다. 局所및 全身에 抗生物質을 投與해도 낫기어렵다. 이것은 局所疾患이라고 생각하지 않고 治療해야 할것이다. 外聽道는 大體로 膽經, 三焦經(少陽經)의 領域이다. 其他에 上衝을 除去하기 爲해 肩背瀉血, 立位로 行하는 委中瀉血이 좋다. 特効穴로서는, 陽維經治療(臨泣・外關)을 活用하면 좋다. 大柴胡湯等을 倂用하는 것도 一法이다.

6. 아데노이드

偏桃炎의 治療에 準해서 좋다. 但 咽奧는 循經治療로서 大腸經胃經도 關係하고 있는 點에 注意를 要한다. 또 任脈을 奇脈治療로 해서 利用해야할 境遇도 있다.

第 8 章　眼疾患

1. 麥粒腫과 眼瞼炎

平田氏帶로 말하면 上眼瞼은 腎, 下眼瞼은 胃帶이며, 經絡的으로는 모든 經絡은 눈에 集中한다.

取　穴

局所取穴로서는, 炎症部附近의 瀉法, 聽宮(小腸)의 灸, 奇穴로는 太陽穴, 循經取穴에서 가장 많은것은 大腸經, 胃經이 利用度가 많다. 例하면, 合谷(大腸)·三里(胃)·肩井(膽)이라는 式의 處方이 좋은 境遇가 많다. 點狀瀉血을 毫針으로 炎症部에 行하는것도 좋다.

2. 白 內 障

白內障은 一種의 老化現象이며, 眼球의 렌즈에 白濁을 生해서 렌즈의 役割을 못하게 되는 疾患이다.

治療에는 두가지의 面이 있다. 하나는 白內障의 進行을 針灸로 멈출수 있는가라는點. 他는 옛날의(그리고 只今도 中國에서 實行하고 있드시) 白濁한 렌즈에 對하는 處置이다. 中國의 針灸書를 보면 金針을 巧妙하게 使用해서 角膜에서 렌즈의 靭帶를 切斷해서 렌즈를 眼球內에 떠러트려서 視力을 回復시키는 技法이 쓰여있다. 내가 中國視察을 갔을때 이 手術을 하고 있었는데, 角膜에 安全面刀날의 모서리로 작은 傷處를 만들고, 거기에 가는 거죽을

揷入해서 靭帶切除를 行하고 兩眼의 手術을 十分程度로 마치는 것을 보았다.

이런 便利한 方法이 있는데 何故로 現代醫學에서 採用안하는가 眼科醫에게 問議해 보았드니 手術自身은 極히 簡單하지만, 뒤에 綠內障을 이르키는 危險이 있기 때문에 現在는 行해지지 않고 있다고 하는것이다.

漢方에는 綠內障을 고치는 治療가 있기 때문에 安心하고 이러한 手術을 行하고 있는지는 모르겠으나, 實로 簡單한 操作이다. 너무 簡單해서 누구라도 흉내 낼수 있기때문에 옛날의 眼科醫는 手術을 決코 他人에게 보이지 않았다고 하는 程度이다. 只今의 針灸醫는 手術을 行하는 것은 許諾받고 있지않기 때문에 이러한 "手術"은 行할수 없지만 參考로 말해 두었다.

白內障의 進行은 早期에 持續해서 行하면, 針灸로 阻止할수 있다.

取 穴

取穴로서는 局所에서는, 太陽(奇)·瞳子髎(膽)·四白(胃)晴明(膀胱)·頣臨泣(膽)과 足臨泣(膽)에 置針한다. 뒤는 全身에 對하는 强壯療法을 並用한다. 特히 重要한 것은 肝·脾經과 그 關聯經上의 要穴이다.

中國에서는 白內障에는 „磁硃丸" : 神麴二兩, 磁石一兩, 硃砂二兩을 가지고 丸을 만들고, 一回 1～1.3錢 一日 三回 服用한다. 四川醫學院의 治驗에서는 視力回復한 者 53%, 變化가 없는者 41%, 惡化 6%, 治療期間은 一個月以內 42%. 2～3個月 43%, 6～7個月의 것도 있었다.

回復이 顯著한 者는 視力 0.3에서 1.0으로 된 例도 있다고 한다. 試할만한 藥方일 것이다. 日本에서는 入手하기 어렵다.

3. 綠 內 障

中國에서는 靑盲이라고 하고있는 것이 綠內障에 該當하는데.
取　穴

取穴로서는 巨髎(胃)에 灸를 하고 (顏面에 灸를 할때는, 電灸器 또는, 뜨거워지면 핀셋으로 灸를 皮膚에서 멀리하고, 3밀리 程度의 距離로 태우는 知熱灸가 좋다. 中國에서는 뜸쑥을 卷煙草狀으로 해서 불을 붙혀 皮膚에 가까히 해서 適溫으로 灸를 하는 方法이 널리 使用되고 있다.) 肝兪(膀胱)・命門(督)・商陽(大腸井穴)에 針을 한다.

此種의 疾患에는 湯液(漢方藥)을 倂用하는수가 많고, 藥劑에 依한 轉調療法의 도움을 빌리는것이 必要하다. 難病이기때문에 經驗이 있는 漢方醫의 指示를 받은 편이 좋다.

4. 眼精疲勞〈視神經衰弱〉

大病後, 또는 更年期, 心身症의 하나의 症狀으로서, "눈이 疲勞하다"고 하는 訴를 하는 者가 많다. 眼科的으로 異常이 없으면 眼精疲勞라고 불리워서, 비타민劑의 投與等을 行하는데, 頑固해서 낫기어려운 수가있다. 針灸治療의 着眼點으로서는 上衝을 내리고, 陰의 에네르기를 養하는 것이다.

取　穴

取穴로서는 三里(胃)에 灸를 하고 承泣(胃)・肝兪(膀胱)・命門

(督)・瞳子髎(膽)에　針을　한다. 肝虛에는, 曲泉(膽) 및　大腿의　肝經에　沿한　壓痛點,　腎虛에는,　復溜(腎)・尺澤(肺)에　補針을　行하는　것은　흔히　하는　일이다. 後頭部의　諸穴을　利用해서,　카이로프락틱을　利用해서　頸筋을　누그럽게　하는것도　即効가　있는수가　많다.

5. 虹 彩 炎

綠內障의　處方에　準해서,　局所治療와　全身治療를　行한다. 湯液을　並用하면　더욱　좋다.

曲池(大腸)・肝兪(膀胱)・三里(胃)・肩井(膽)等을　特効穴로서　局所治療와　併用하는　者도　있다.

6. 弱視・假性近視

中國에서는　梅花針,　이라고　해서　五本의　針을　台에　심고서　자루를　쥐고　눈의　周邊과　頸部 귀의　周邊을　톡톡　가볍게　두드리는　治療를　널리　行해서　效果를　올리고　있다.　全身療法을　併用할　수　있으면　더욱좋다. 取穴은　症에　依하지만,　他의　眼疾患에　혼히　使用되는　諸穴은　重要하다.

7. 淚管閉塞

慢性化해서　淚管이　癈痕狀으로　된것에는　効果가　없으나,　早期에는　眼瞼疾患에　準해서　治療해서　좋다. 눈의　衛生(不潔히　하지　않을것) 偏食等에는　充分히　注意할　必要가　있다. 淚囊部腫脹・疼痛　發赤해서,　化膿해서　터저　瘻孔을　만드는　수가　있다.　慢性이

되면 痔瘻와 같이 淚囊이 부어서 굳고, 壓하면 전득전득한 膿이
나와서 낫기 어렵다.

取　穴

局所取穴 攅竹(膀胱)・晴明(膀胱)・四白(胃)・陽白(膽・陽維脈)

循經取穴 肝兪(膀胱)・三焦兪(膀胱)・角孫(三焦)

以上의 中에서 처음의 四穴을 針으로 輕刺激, 뒤의 三穴에 작
은 뜸쑥을 使用해서 (或은 電灸로 좋다) 每日 一日 一回 治療한
다. 一個月以上 治療하면 좋다. 따뜻한 硼酸水로 씻으면 좋다.
(冷하게 않는편이 좋다.)

8. 色盲과 近視

圓山攘雄氏는 色盲에 對해서 千例가까이 治療한 經驗을 다음과
같이 要約하고 있다. 낫는것은 效果가 比較的 빨리 나타나고, 效
果가 더딘것은 낫기어렵다.

9歲頃부터 시작하는 것이 좋다.

取　穴

取穴은 主로 客主人(膽)에 45度下方半月神經節方向에 深刺, 瞳
子髎(膽)에 瘂門(督)에 向해서 刺한다. 巨髎(胃)・四白(胃)에 垂直
으로 刺한다. 百會(督)에 色盲針을 刺하고 때로 電氣針을 施한다
낫기 어려운者에게는 耳門(三焦)・晴明(膀胱)・天柱(膀胱)・光明
(膽)・地五會(膽)를 追加한다. 圓山氏는 同樣의 取穴에 風池(膽)
를 加해서 20分 置針하면 近視에도 잘 든는다고 報하고 있다. 中
國에서는 梅花針, 叩打에 依한 皮膚刺激을 눈의 周圍, 後頭部에
加해서 近視를 治療하고 있다. 幼兒에게 많은 假性近視가 固定해

-- 251 --

서 近視로 되기前에 이와같은, 刺激을 加하면 相當한 率로 視力
이 改善되는것 같다. 日本人에는 近視가 많다고 하는데, 早期에
이와같은 治療를 널리 普及한다면, 近視人口는 減하는 것은 아닐
까.

治療를 시작하는 時期(될수있는限 빨리)治療를 잘 持續하는 者
(그 機會를 만드러 줄 必要가 있다.) 生活·食餌의 改善, 治療體
操의 倂用도 바람직하다.

9. 亂　視

이것도 幼時에 行해야할 疾患이며, 固定한것은 고치기 어렵다.
學齡期까지에 發見하면, 假性近視와 同樣의 治療로 相當히 改善
된다. 小兒에게는 혈을 많이 잡기 어려우나 大腸經의 合谷 또는
曲池, 膽經의 風池·完骨·肩井等은 利用해서 좋다.

第 9 章   婦人病

1. 月經困難

여러가지의 性質이 있다.

〔實痛〕 月經前 또는 初潮의 때 腹痛이 있고 按하는것을 싫어한다. 허리나 大腿에 拘攣되어서 아프다. (放散痛) 月經이 오면 疼痛이 輕減하든가 멈춘다. 不順하며, 피의 色도 검어중충하다. 氣의 滯에서 오는것은 下腹部가 脹하고, 痛症과 함께 脹한다. 가슴이 메시껍고, 酸味가 달리고, 吐하고 싶어진다. 苔는 薄苔를 입고, 脈은 弦. 血瘀있는者는 흔히 劇痛, 검으스럼한 血塊를 낸다. 脈은 沈澁. 舌은 紫色진 暗色.

〔虛痛〕 月經期, 月經後에 腹痛, 壓한 편이 견디기 좋다. 痛症은 흔히 끈덕지게 돌아다닌다. 허리가 나른하고 힘이 없다. 月經은 적다. 色은 淡하다. 虛實의 者는 月經이 늦어지기 쉽다. 배가 冷하다. 따스하게 하는것을 좋아한다. (原着한다)顔色이 푸르다. 舌은 희고 潤하다. 脈은 弱하고 遲. 虛熱의 者는 흔히 月經이 빨라진다. 顔色은 潮紅. 手足心熱이 있다. 舌이 마른다. 舌은 黃苔 脈은 細數하거나 弦을 兼한다.

取   穴

實痛：中極(任(·合谷(大腸)·血海(脾)·三陰交(脾)·行間(肝)

虛痛：關元(任)·脾兪(膀胱)·歸來(胃)·地機(脾)

說   明

實痛에서 中極·合谷·三陰交를 瀉하는 것은 氣를 行하게한다. 血海·行間은 瘀(留血)를 導하는 것이다. 虛痛에서 關元에 灸를 하는것은, 下元을 따뜻하게 하는 것이다. 脾兪는 氣血調和때문. 歸來·地機는 淸熱調經의 効가 있다.

2. 無月經

卵巢摘出, 子宮摘出後, 更年期以後의 無月經은 勿論 治療의 適應은 아니다. 貧血, 大病後의 無月經은 一種의 防禦反應이기 때문에, 各種의 强壯療法과 함께 針灸의 轉調作用을 倂用하면 좋다.

取　穴

特히 下腹部·例하면 曲骨(任)·關元(任)·橫骨(腎)·羊矢(肝)· 仙骨附近 八髎穴(膀胱)·胞肓(膀胱)·命門(督)·腎兪(膀胱) 및 大腿의 諸穴은 選穴해서 特効가 있다. 이것과 全身의 强壯穴을 倂用한다.

榮養에 注意하는것은 必要하지만, 過度히 肥滿하는것은 卵巢機能에 影響하기 때문에, 適度의 節食運動을 勸하면 좋다.

3. 月經過剩

이것도, 婦人科에서는 오래 끄는 境遇가 있는데 漢方·針灸에는 妙法이 있서도, 거뜬히 낫는 境遇를 자주 經驗한다. 心身醫學에서는 月經過剩도 心身症의 하나로 세고 있는데, 그 方面의 顧慮도 必要하다. 前節에서 述했듯이 小腸經에는 分泌에 關係하는 機能이 있다고 하고 있기 때문에 그 要穴, 例하면, 原穴·天宗

(小腸)・小腸兪(膀胱)・聽宮(小腸) 等은 注目해야 할것이다. 代田氏
는 出血에 陽陵泉(膽)을 推賞하고 있다. 大腿內部의 上部에는, 子
宮의 反射帶가 있기때문에, 正穴이 아니라도 硬結을 目標로 해서
治療해서 좋다.

漢方(湯液)에도 잘듣는 處方이 相當히 있다. 漢方家에 相談해
서 並用하기 바란다.

4. 子宮出血

月經過多와 같이, 大腿內面의 壓痛點에 깊게 針을 刺하면 좋다

取　穴

陽陵泉(膽)・陰陵泉(脾)・太衝(肝)을 常用하는 것도 있다. 이것
과 同時에, 百會(督)・神庭(督)・眉間(奇)・內關(心包)에 遠導刺를
組合하면 좋다. 腰部를 넓게 觸診해서 深部의 壓痛點을 求해서
깊게 大針을 刺하는 方法도 있다. 韓國製수우파針이 좋다.

5. 子宮筋腫

原因不明, 흔히 35歲以上의 婦人에게 생긴다. 主症狀으로서는
出血・疼痛・下腹重壓部感等이 있는데, 相當히 큰 筋腫이라도 自
覺症이 없는것도 있다. 相當한 크기가 되면 下腹部에 腫瘤를 觸
한다. 硬하다. 이때 充滿한 膀胱과 誤認하는수가 있기때문에, 診
察은 반드시 排尿後에 行할 必要가 있다.

月經過多, 不整出血로 貧血狀이 되는수가 있다. 또 月經痛이
甚한 수도 있다.

取　穴

取穴로서는　次髎(膀胱)에　深刺·中極(任)·蠡溝(肝)·三陰交(脾)·行間(肝)의　一組와　中髎(膀胱)에　深刺·曲骨(任)·中都(肝)·交信(腎)·太衝(肝)의　一組를　每日　相互로　取穴해서　輕刺戟하고　艾條(卷煙狀吾쑥)治療를　併用해서　오래　治療한다. 貧血, 衰弱에　對해서는　每日, 膈兪(膀胱)·脾兪(膀胱)·關元(任)에　艾條灸治를　行한다. 子宮筋腫에는　桂枝茯苓丸　加　薏苡仁, 또는　桃核承氣湯等의　所謂　驅瘀血劑를　併用하면　좋다.

6. 冷　　症

冷症은　婦人뿐만　아니라　男子에도　있는데, "고양이코와　婦人의　허리는　언제나　冷하다"라고　할程度로　婦人에게　많은　訴이다.　冷을　訴하는　部位도　여러가지이며, 腰·下腹·下肢·足先等이며, 여름이라도　털內衣를　벗을수　없다는等　말하는　사람도　있다. 貧血이　있으면　冷하는　것은　當然하지만, 貧血과　無關係로　冷하다고　訴하는　사람도　있다.　그中에는　血色은　常人보다도　좋을程度이면서　冷性의　사람도　있다. 靜脈血血流에도　關係가　있는듯하며, 下肢의　靜脈에서　瀉血하면　도리어　冷이　낫는　사람도　있다.

皮膚의　表面에　紫色의　細絡이　많은　사람은, 瀉血療法이　좋다. 第一回에는　暗赤色의　피가　大量으로　나는데, 二回　三回　瀉血하면　色調가　좋아지는것을　보면　瘀血도　冷感을　일으키는　原因인것　같다.

針灸로는　全身의　強壯穴의　取穴과　함께, 下肢의　陰經, 下腹部의　諸穴, 腰部의　要穴을　選擇해서　灸를　하면　좋다. 灸가　싫은　사람은　灸溫針으로　좋다.

取　穴

下腹：氣海(任)・關元(任)・大巨(胃)

腰部：腎兪(膀胱)・三焦兪(膀胱)・八髎穴(膀胱)・胞肓(膀胱)

下肢：三陰交(脾)・復溜(腎)・血海(脾)・箕門(脾)等에서　交互選穴한다.

漢方藥에는　冷性에　듣는　處方이　많기　때문에　漢方藥의　並用도　좋다.

7. 更年期障害

내가　말하는　交差症狀(上腹部는　右,　下腹部는　左側에　壓痛이　著明한　것)左側의　脈이　弱한것이　많다.　下肢가　冷하고,　頭部가　上衝하고,　不安症狀이　일어난다.　또　不安神經症을　일으켜서,　不平스럽게　되거나,　怒하기　쉽게　된다.　肝과　腎의　虛라는　組合이　많다.

治療에서　重要한것은　更年期障害가　아니고　時期가　오면　放置해　두어도　낫는것이라는　것을　說得하고,　不安을　달래는　것이다.　홀몬劑의　亂用은　中止시킨다.　全身的强壯法과　同時에　個個의　愁訴를　잘듣고서　공드려　治療할것.　但　所謂　氣의　病이기　때문에　患者의　訴에　말려들어서　刺激過剩이　되지않도록　한다.　鍉針,　皮內針,　磁氣粒等을　솜씨있게　使用해서　標治한다.

取　穴

實症의　사람에게는,　委中(膀胱)　및　肩背瀉血을　一週　1～2回　行할것.　桃核承氣湯　또는　桂枝茯苓丸加大黃,　薏苡仁等을　倂用하면　좋다.　虛症의　사람에는　補法(肝腎을　主로해서)의　技法,　特히　灸

溫針等을 背兪에 施하고, 溫經湯, 當歸芍藥散 等을 주면 좋다. 不定愁訴가 가벼워지고, 特히 眩暈其他의 不快感이 없어지면 患者는 醫師를 信賴하고, 長期의 治療에도 견디는 것이다.

治療期間은 愁訴의 固定度에 依해서 다른것은 말더듬의 治療와 同樣이다. 灸家라면 澤田流의 太極療法으로도 좋다. 要는 治療를 信賴하고, 반드시 낫는다고 하는 安心感을 주면 切半 나은것이나 다름없다.

8. 惡　　阻

惡阻는, 肝虛脾實로서 治療해서 좋은 例가 많은데, 最近 이것이 八兪經과 關係가 깊은것을 偶然히 發見했다. 第八胸椎의 左右의 壓痛點과, 中脘을 中心으로 해서 그 上下의 壓痛點에 皮內針을 해두면 좋다. 中樞神經에 直接反射를 주기 爲해 百會等을 灸하는것도 좋다.

湯液으로는 小半夏茯苓湯(따려 식혀서 少量式 마시게 한다)이 좋다고 한다

9. 不妊症과 流産癖

이것도 卵管閉鎖, 男子의 無精子症과 같이 器質的인 原因에서 일어나서 不治의 것도 많다.

反面, 器質的으로는 何等의 原因이 없고, 그저 數年間 妊娠안하는 境遇도 相當히 있다. 또 모처럼 妊娠해도, 中途에서 流産해서 無事出産하기 어려운 婦人도 있다. 原因은 男子側에도 있는수가 있기 때문에 兩方을 調査해 보지않으면 안된다. 數年이나 不

妊으로 斷念하고 養子를 얻었더니 그後 二, 三名 낳았다든가, 不妊症의 사람이 서로 離婚해서 딴사람과 結婚했더니 두사람 다 아이가 안생긴다고 하는 實例도 있어서, 妊娠의 可能性에는 아직 알고있지않는 因子가 많다.

針灸治療가 不妊에 어느程度 有効한가하는 確實한 統計가 없기 때문에, 斷言은 할수없으나, 相當한 數의 婦人이, 針灸, 漢方과 같은 轉調療法을 해서, 오랜 不妊의 끝에 妊娠했다고 하는 實例를 많이 알고 있다. 一應 試할만한 治療이다.

取 穴

흔히 使用되는 取穴은, 下腹部의 大巨(胃)附近·關元(任)의 灸, 血海(脾)의 灸, 其他 一般의 强壯穴을 併用해서 좋다.

食養生으로서 美食을 避하고, 알카리性의 食事가 좋다고 하는 者도 있다. 옛날의 婦人에 比해서 下半身을 冷하게 하는 衣服이 많은것도 나쁜지도 모른다. 冷性의 婦人에는 不妊이 많다. 冷性이 낫으니 妊娠했다는 분도 많다. 三陰交는 妊娠中絕의 作用이 있다고 하나, 逆으로 不妊에 듣는 境遇도 있는것 같다. 刺激量에 依하는 것일 것이다.

10. 乳腺炎

總說에서 썼듯이 小腸經은 分泌에 關係가 있다고 하며, 乳房의 直屬의 天宗(小腸)은 乳腺炎의 初期에는 꼭 試하고 싶다. 아픈쪽만을 하면 좋다. 뒤는 近隣取穴로서 膻中(任), 上截下擔으로 兩側의 內庭(胃) 乳의 平田氏帶等에 取穴해서 좋다. 治療는 極初期가 좋다. 乳腺은 크게 五房있기 때문에, 一房의 化膿의 初期에는

頓坐하기 쉬우며, 分泌機能도 남는다.　西洋醫學에서는 페니실린
과 노보카인을 早期에 硬結內에 注射하면, 乳에서 膿을 排出하면
서 낫고마는 수가 있다. 可及的 빨리 治療할것, 感染이 시작하면
(發熱!) 絶對로 주무르지 않을것,　오래 冷却하면 乳腺分泌機能
이 中止해서 젖이 나오지 않게 되는것을 알아둔 편이 좋다.

第10章 小 兒 病

1. 小兒消化不良症

小兒에 下痢를 하기쉽다, 곧 배탈이 난다. 그리고도 무엇을 마구 먹고싶어한다 라는 것이 있다. 요즈음은 母親이 榮養에 注意하겠금 되었기 때문에, 또 腸管內에 細菌感染이 있어도 곧 낫기 때문에, 以前보다 적어졌다. 이것에는 身柱(督)·脾兪(膀胱)·中脘(任)等에 灸를 하면 좋다. 灸는 知熱灸로, 或은 隔物施灸로 行하면 小兒라도 견딜수 있다.

그래도 싫어할것 같으면 小兒針 또는 皮內針이라도 좋다.

2. 小兒의 痙攣

小兒는 發熱調節機能이 成人만치 發達해 있지않기 때문에, 扁桃炎으로 40°C의 熱이 나도 痙攣하는 수가 있다. 小兒의 痙攣은 곁에서 보면 大端이 重病으로 보여, 經驗이 없는 父母는 깜짝 놀라지만 대소롭지 않는 境遇가 많다. 勿論 腦炎이라든지, 腦膜炎이라든지, 中毒, 癲癎等難病도 있기때문에 小兒科醫의 診斷을 받는 편이 좋다. 그러나 應急處理로서는

(ㄱ) 머리를 석혀줄것.

(ㄴ) 大量의 食鹽水에 한줌(約 15g의 重曹를 加하고, 이겻을 1,000~2,000cc로 해서, 反復 洗腸할것. 微温湯으로 한다)

(ㄷ) 各指頭의 井穴에서 點狀瀉血을 하는等이 有效하다.

-- 261 --

3.　小兒의　夜啼症

낮에는 잘자고 있는데도, 밤이 되면 아기가 보체며 울고해서, 父母를 못자게 해서 困難할때가 있다. 一種의 노이로제로서, 初生兒等으로 周圍에서 너무 귀여워해서, 자고있는것을 안아 이르키거나, 볼을대고 비비거나, 周圍가 너무 시꺼러우면 이러나기 쉽다.

小兒針이 잘듣는다. 主로 腹部一面, 脇下, 背筋等을 小兒針(여러가지의 形이 있다)으로 아프지 않을程度로 가볍게 刺하면 좋다 리듬을 붙혀어 제빠르게 한손으로 문지르면서 刺한다.　刺한다기보다 接觸하는 程度로 좋다. 이것을 數日(빠를때는 하루 이틀)로 治効가 나타난다. 大阪地方에서는 小兒針專門에서 하루 數十名에서 百餘名의 小兒를 治療하는 針術家가 있을 程度로, 잘듣는 것이다.

4.　小兒喘息

이것도 一般의 小兒針을 連用하면 좋다. 母親에게 方法을 가르쳐 하게해도 一個月程度가면 그해겨울은 한번도 發作이 없다고들 한다. 急性發作에는, 우리들은 最近 手足의 三陰三陽經中 適當한 한雙을 쇠고리줄과 컨덴서, 또는 게르마늎으로 結線해서, 靜電位를 平均시키는 方法을 硏究했다. 近日 別著에 詳細를 發表한다.

5.　百　日　咳

現在는 化學療法이 發達했기 때문에, 甚한 기침으로 漏斗胸을 이르키는 例는 줄어왔는데, 기침 그自體는 一時 相當히 괴로운 것이다. 小兒에는 多數의 穴을 取穴할수 없기때문에 身柱(督)·大(椎腎)·肺兪(膀胱)의 5穴程度에 灸가 그것이 싫으면 皮內針을 넣으면 좋다. 針도 毫針의 가는것을 使用해서 하면 얌전하게 할 수 있는 것이다.

6. 夜 尿 症

요즈음의 說로는, 夜尿가 있다고 해서 無理하게 자불고 있는것을 이르켜서 排尿시키지 않은편이 좋다고 한다. 神經質인 아이의 것은 낫기쉽고, 痴呆의 아이것은 고치기 어렵다.

取 穴

取穴은, 身柱(督)·腎兪(膀胱)·曲骨(任)程度로 充分하다. 持續할것. 夜間 口渴이 있어서 水分을 節約할 수 없는 아이에게는 漢藥의 五苓散을 取하게 하면 좋다.

7. 小兒麻痺

初期 發熱에서 數日後에 흔히 발의 筋肉의 麻痺가 이르난다. 잠을수 있으면, 麻痺筋을 使用해서 下肢를 움지기게 하는 灸(下肢에)를 해서 運動練習을 시키면 回復에 빠르다.

一般强壯穴(總論)도 併用할것.

8. 聾啞症

이것은 上海中臣學院과 上海針灸硏究所臨床硏究組에 依한 聾啞症 301例의 治療經驗을 整理한 것이다.

聾啞에는 先天性의 것과 後天性의 것이 있다. 一般的으로 先天

性의 것은 全體의　25%이라고 하고 있는데,　原因不明의 境遇는 先天性의 것이라고 看做되는 수도 있기때문에, 後天性의 편이 훨씬 많은것을 알수있다. 後天性의 것은 高熱,　腦膜炎,　麻疹等의 急性傳染病에　依해서 이러나는 것이　大多數를 占하고 있어서, 301例中, 高熱에 依한것은 43% 腦膜炎에 依한것은 22%, 麻疹에 依한것은 13%, 其他의 傳染病에 依한것은 8%,　스트렙트마이신에 依한것은 6%, 中耳炎에 依한것은 5%, 外傷에 依한것은 3%, 키니네에 依한것은 0.8%이었다.

發病年齡은 五歲以下가 89%를 占하고 있다.　聾啞라고 해도, 거의는 聽覺器官의 病때문에 言語形成이　不能하게 된 것이므로 聽覺器官의 機能을 回復시킨뒤는,　조금식 發音의 訓練을 하지않으면 안된다.

耳聾의 針治療

耳聾의　針治療에 對해서는,　이미 2,000年前에 「內經」의 手의 陽明을 刺해서 낫지않을때는, 耳前의　脈을 치고있는 곳을 刺하라.」고 써여있다. 手의 陽明經에서 耳聾의 治療에 使用하고 있는 穴은 네개　있으며,　商陽(大腸)·陽谿(大腸)·偏歷(大腸)·合谷 (大腸)이 그것이다.　耳前의 穴이란 聽會일것이다.　그後 歷代의 醫家는 硏究를 거듭해서 實踐과 硏究를 行했으나, 그것을 完成시켜,　總括했다고 하기까지에 이르고 있지않다.

上海中醫學院에서는 1956年 10月에 聾啞科를 獨立시켜서, 先人의 經驗을 繼承하고, 檢討하고, 改良해서, 깊게 刺하는 方法을 使用해서 顯著한 效果를 올릴수가 있었다. 301 例中, 有效였든것은 84.7% 그中 著效한 것은 30.6%, 良好한것 54.1%였다.　그方法

을 整理하면 다음과 같이 된다.

聽宮(小腸)―鍼尖을 斜後下方에 向해서 3.2~3.9센치의 깊이까지 刺한다.

耳門(三焦)―針尖을 斜後下方에 向해서 耳道下方까지 3~3.7센치 刺한다.

聽會(胆)―針尖을 後方으로 若干 斜向해서 3.2~3.9센치 刺한다.

瘈脈(三焦)―針尖을 斜前下方에 向해서 3~3.7센치 刺한다.

百會(督)―針尖을 거의 後方으로 向해서 0.3~0.5센치 刺한다. 配穴은 二穴을 交代로 使用한다.

合谷(大腸)―針尖을 斜向으로 食指에 向해서 2~2.5센치 刺한다.

中渚(三焦)―針尖을 皮膚에 垂直으로 1.5~1.8센치 刺한다. 備用穴은 二穴(狀況에 따라서 使用한다.)

瘂門(督)―針을 皮膚에 垂直으로 3~3.8센치 刺한다. 發音이 낮고, 말수가 적은 者에게 使用한다.

廉泉(任)―針尖을 後上方에 向해서 3~3.7센치 刺한다. 音聲은 强하나 言語가 不明瞭한 者에 使用한다.

刺針의 깊이와 效果

初診者는 針을 怯내기 때문에, 翳風(三焦)·聽宮(胆)·百會(督)의 三穴에서 시작해서, 漸漸 增加해가면 좋다. 刺針의 深度는 年齡에 따라서 適當히 行하는데, 이 깊이는 效果에 大端히 影響해온다.

깊을수록 좋은것 같다. 古書에는 頭面部의 穴位에서는 比較的

얕게 刺하도록 써여있고, 腋脈(三焦)과 같은것은 針一分이라고
하고있는데, 刺入의 角度를 變更시키는 것에 依해서, 깊게 刺해
도支障없다는 것을 알았을뿐만 아니라, 깊을수록 效果가 좋은것
도 알았다. 刺針을 비비면서 빨리넣고, 一定한 깊이에서 한번 멈
추고 針을 捻轉한다. 그後 定해진 깊이까지 단번에 넣으면, 一種
의 感覺이 周圍에 擴散한다. 그狀態로 置針하기 30分以上해서 그
대로 가볍게 針을 拔取한다. 治療는 隔日로 行하고, 30回로 一應
마친다. 半個月 乃至 一個月 두고서 第二回째의 治療를 行한다.
301 例中, 無効한 者 46例(15.3%)를 除한 255例에 對해서는, 刺
針 2~5回로 效果가 나타나기 시작한 것은 103名 (40%), 6~10
回의 것은 98名 (38%), 11~15 回의 것은 33名 (13%), 가장 오
래 걸린것은 30回, 平均 7.4回로 效果가 나타나기 시작했다.

이 治療經驗의 特長은, 刺針의 深度가 깊은것이다. 처음 效果
가 없었든 患者라도, 깊게 刺함에 따라서 눈에 뜨이게 好轉했다.
그것뿐만 아니라, 置針後에 痛症이 남는수도 있었으나, 그 痛症
이 强할수록 聽力의 回復이 顯著하게 좋았다. 弊害는 하나도 생
기지 않았다. 頭面部는 깊게 刺해서는 안된다는 것이였으나, 이
것도 迷信에 不過했다.

腋脈(三焦)이라는 穴은, 文獻上에서는 眼病과 小兒痙攣에 主로
使用하고 있어서, 耳聾에는 거의 使用되고 있지않으나, 臨床上
이穴을 使用하면 患者의 聽覺에 좋은 效果가 있는것을 알았다.

腎虛에 依한 虛聾, 過勞에 依한 勞聾等은 虛症이며, 風, 熱,
惊厥에 依해서 生한 耳聾은 一般的으로 實症인데, 같은 方法으로

治療해서 虛實의 兩方에 效果가 있었다.

病例의 하나, 男性, 13歲. 이患者는 生後 三個月頃, 高熱과 惡寒의 後에 兩耳가 들리지 않게되고, 6歲가 되어서도 아빠, 엄마할뿐이었다. 聾啞學校에 들어가서, 訓練을 받고 相當히 말할수있게 되었으나, 發音은 잘 알아들을수 없다. 普通의 소리로 귓가에서 말하면 겨우 알아듣지만 左耳는 完全히 들리지 않았다. 檢査하니 外耳는 正常이고, 鼓膜은 下陷하고 있었다. 이 少年을 針治療해서, 一回째로 1미터 떨어진 곳에서 말해도 들리게 되었다. 三回째의 治療後, 2미터半의 距離에서 普通의 소리가 들리게 되고, 6回째의 治療로 4미터까지 들렸다. 發音도 차츰 깨끗해졌다.

病例의 그. 男性, 13歲. 이 患者는 二歲때 熱性病때문에 兩耳가 들리지않게 되고, 右耳는 큰소리로 말하면 겨우 들리는 程度였다. 말하지도 못하고, 아빠, 엄마와 같은 簡單한 發音도 잘 못했다. 檢査를 하니 鼓膜은 거의 나빠저있지 않다. 治療를 시작해서, 刺針 二回로 右耳는 相當히 좋아지고, 四回後에는 말소리가 들렸다. 發音도 조금씩 좋아졌다. 10回째에는 他人이 말하는것은 무엇이라도 알수있게 되고 簡單한 答도 할수있게 되었다.

(「中醫雜誌」1959年 第10號)

第11章　新陳代謝病

1. 糖 尿 病

原因은 잘모르지만, 精神의 興奮, 過勞, 癲癇, 驚怖, 혹, 外傷性神經疾患等으로 誘發된다고도 한다. 遺傳關係도 있다.

美食, 安逸, 過度한 肥大者는 이病이 되기쉽다. 젊어서 일어나는 사람은 重하게 되기쉽다.

日本에서는 유럽人과 같이, 昏睡가 되는것 같은 重症은 적다고 한다.

尿量이 增加한다. 따라서 色은 淡하다˙ 糖分의 내음이 있다. 尿의 表面에 泡沫이 많다. 消失하기 어렵다. 異樣으로 목이 말라서 물을 마시고 싶어한다. 때문에 消渴이라고 한다. 食欲이 더한다. 倦怠感이 있다.

皮膚가 乾해서 가렵다. 初期에는 肥한 사람이 많으나, 重해지면 瘦瘠해진다. 甚하면 昏睡가 되어서 死亡한다.

取　穴

肝兪(膀胱)・肺兪(膀胱)・脾兪(膀胱)・腎兪(膀胱)・廉泉(任)・中脘(任)・關元(任)・太淵(肺)・神門(心)・三陰交(脾)・然谷(腎), 隔日로 針으로 命門・關元에 刺激을 주고 每日 灸條를 使用해서 灸治를 하면 좋다.

本病은 食餌療法˙ 藥治를 主로하고, 針術은 補助로 한다. 輕症은 낫지만 重症의 것은 昏睡를 일으켜서 死亡한다. 慢性이 되면

血管病을 일으키고, 中風, 心筋梗塞, 神經痛等을 일으키기 쉽다.

또, 임포텐쓰를 倂發하기 쉽다. (陽萎의 項 參照)

2. 貧 血 症

原志兎太郎博士의 動物實驗에서는, 實驗動物에 一個月間 灸를 하면, 二個月째 부터 赤血球가 더해서 2割程度 더하고, 그効果는 約 二個月 持續한다고 한다. 그러나 人間의 貧血은 原因이 여러 가지 있기때문에, 그原因을 調査해서 對策을 세우지 않으면 灸만 으로 듣는다고는 限하지 않는다˙痔出血, 月經過多, 寄生虫, 偏食, 胃潰瘍, 腸포리브等이 있으던, 于先 이것을 고치지 않으면 안된다. 一般强壯法으로서, 灸를 持續해서 顔色이 좋아졌다고 하는사람은 많기때문에, 適當히 使用하면 造血機能을 刺戟하는 作用이 있을 것이다.

概論˙一般的强壯法 또는 太極療法을 應用하기 바란다˙

3. 肥 胖 病

卵巢機能이나, 홀몬失調로 脂肪肥大의 婦人에는 灸를 해서 體重이 주는者도 있는데, 過食을 注意하지 않으면 곧 元來로 되돌 아간다. 意外로 無關心한 것은 水分攝取의 過度이다.

漢方藥에서는 利水劑를 投與한다. 全身의 强壯灸를 持續한다. 오래 繼續하는것이 重要하다.

4. 甲狀腺腫과 바세도우氏病

頸의 앞에 있는 甲狀腺은, 正常의 狀態로는 그 形을 알수있을 程度로 크지도 않고 硬하지도 않다. 이것이 크게 되는 病에는 여러가지 있다. 全體로서 붙는다. 肥滿性甲狀腺腫과 結節性甲狀腺腫이 있는데, 코로이드狀腫瘍과 實質性腫瘍으로 區別된다. 地方病的으로, 侏儒症을 同伴해서 일어나는 것도 있고, 兵營, 監獄等에 流行的으로 나타나는 수도 있다. 原因은 水質, 中毒, 傳染, 비타민缺乏, 沃度缺乏等이 생각된다. 普通의 크기로는 症狀은 없으나 過度하게 크게되면, 氣管, 食道의 壓迫症狀이 일어난다. 靜脈을 壓迫해서 顔面에 浮腫이 오는수도 있다. 또 各種의 神經症狀(心悸亢進·興奮·不安·不眠·發汗等)이 일어나는 수가 있다. 옛날부터 心因性原因으로 이르키는 수가 있다고 한다. 一般的으로 全身狀態의 改善에 힘쓴다. 針灸는 轉調療法으로서, 試해지고 왔다. 때로 有効하다고 하는 報告도 있다.

取　穴

取穴은 大體로 바세도우氏病과 同樣으로 좋으나, 症에 따라서는 循經治療는 變更하지 않으면 안된다. 特히 重要한것은 三焦經이며, 液門(三焦)의 針, 間使(心包)·三間(大腸)에 針하는 處方, 비諸(三焦)·大谿(腎)에 針하는 處方等이 있다. 任脈, 督脈의, 局新取穴, 遠導刺도 必要할 것이다. 바세도우氏病은 最初 바세도우가 記載했을 때에는 眼球突出, 甲狀腺腫, 心悸亢進의 세가지를 主徵으로 해서 發表되었다. 其他에 (1) 스테르와그氏症狀, 眼裂의

擴大와 눈깜바기의 減少 (2) 그레패症狀 上方을 보게하고 眼球를 下方으로 轉하면 眼瞼運動이 늦어서 白眼이 나온다. (3) 手指의 떨림, (4) 메뷰스症狀 : 眼筋의 機能不全에 依해서 가까이를 보면 視軸이 모이지 않는다. (5) 神經症狀不安, 興奮, 不眠, 憂鬱等 其他 여러가지의 隨伴症이 일어난다. 中國에서는 湯液과 함께 針을 가지고서 神經의 興奮을 抑制할려고 하는 治療를 行해왔다.

取 穴

局所取穴 天突(任)・水突(胃)・廉泉(任)・人迎(胃)

近隣取穴 風池(膽)・大椎(督)・大杼(膀胱)・身柱(督)・風門(膀胱)

遠導刺 命門(督)・陽關(督)・帶脈(膽)

이들을 每日 交互로 取穴해서, 項部, 肩背部에는 皮膚針을 使用한다. 治療는 早期이면 有效하지만, 오래될수록 고치기 어렵다 西洋醫學의 治療도 同樣이다. 但 西洋醫學에는 요즈음, 各種의 甲狀腺機能抑制劑, 아이소토프等이 생겨 效果는 顯著하게 向上해 오고 있기때문에, 針灸家에게 治療를 求하는 사람은 적어졌다.

그것보다, 西洋醫學治療에 依해서 二次的으로 일으킨 副作用의 制御에 針灸를 利用하여야할 可能性이 많다.

5. 脚 氣

비타민의 知識이 增加하고, 食糧事情이 好轉해서 眞性의 脚氣는 大端히 적고, 따라서 옛날과 같이 脚氣衝心等이라고 하는 죽음도 거의 못본다. 所謂 얼되게 죽는病은 潛在性脚氣라고 하는 사람도 있으나 定型的인 脚氣의 症狀은 거의 없다.

取 穴

옛날의 取穴에는 여러가지의 處方이 있으나, 神應經에 있는 脚氣八個所의 穴이 有名하다. 肩井(膽)·足三里(胃)·陽陵泉(膽)·陽補(膽)·崑崙(膀胱)·照海(腎)·太衝(肝)

이것으로 보면 肝膽의 穴이 大端히 많은點에 注目해야 할 것이다.

風市(奇)·伏兎(胃)·犢鼻(胃)·足三里(胃)·上巨虛·下巨虛(胃)·懸鐘(膽)·肩井(膽)·心兪(膀胱)·脾兪(膀胱)·腎兪(膀胱)·關元兪(任)·水分(任)·陰陵泉(脾)·三陰交(脾) 等을 每日 交互로 取穴하고 小灸 7~10壯, 또는 針治後　　(卷煙狀으로 만든 藥컷)에 灸를 하면 좋다고도 쓰여있다. 要컨데 全身刺戟이다.

便秘하는 것에는 腹結(脾)·大橫(脾)을 取穴하고 呼吸困難한것은 風池(膽)·天柱(膀胱)에 가볍게 針을 한다. 浮腫만의 것은 낫기쉽다. 1~2週間의 治療로 좋다. 筋萎縮이 일어나면, 1~2個月이 아니면 낫지않는다. 心臟에 오는것은 힘든다. 또한, 針灸뿐만 아니라 漢藥에도 脚氣의 좋은 處方이 있다. 그러나 現在는, 潛在性脚氣以外, 옛날과 같은 定型的인 脚氣를 보는것은 적어졌다. 戰時나, 非常事態로 榮養不良이 되면, 應急處置로서 必要하게 될지도 모르기 때문에 믿업게 하기爲해 針灸處方을 들어두었다.

第12章 雜 病

1. 暑中(暑病)

이 病은 夏節의 熱에 依해서 이르나는 病이다. (華北·華中은 夏節 大端히 덥다) 또 시원한 곳에 臥睡했기 때문에, 風邪에 걸리는 수도 있다. 이것을 傷暑라고 한다. 炎天下에 遠行을 하거나 勞役을 하거나 해서 暑邪에 걸리는 것을 中暑라고, 한다. 더위와 무더위가 甚하고, 熱이 籠하는것을 暑厥(日射病)이라 한다.

〔傷暑〕 머리가 흐릿하거나 아프거나, 가슴이 메시꼽거나, 배가 아프거나, 甚할때는 吐瀉하거나, 手足이 冷하게 되거나 한다. 脉은 沈微이다. 表病의 것은 머리가 아프고 微微하게 惡寒하고 發熱한다. 手足은 裏하고 아파지며, 또는 筋이 拘攣한다. 脉은 흔히 浮이다.

〔中暑〕 頭痛을 하고 熱이 甚하다. 口渴해서 물을 마시고싶게 된다. 땀이 많고, 呼吸이 가쁘다. 입술이 마르다(脫水狀態). 脉은 흔히 滑數이다.

暑厥 : 突然 자빠저서 人事不省, 呼吸이 거칠게 된다. 顏面이 마르고 齒牙도 濕氣를 잃는다. (脫水狀態) 二便不利, 脉은 흔히 洪濡.

取 穴

傷暑 : 中脘(任)、天樞(胃)·足三里(胃)·內關(心包)·關元(任)에 灸를 한다. 表症의 것에는 여기에 大椎(督)·外關(三焦)·合谷

(大腸)을 加한다.

中暑：合谷(大腸)・太陵(心包)・關衝(三焦)・少商(肺) ・尺澤(肺)・金津玉液(奇穴・舌下의 靜脉에서 瀉血)

暑厥：人中(任)・百會(督)・合谷(大腸)・太衝(肝)・十宣(奇穴, 各指頭, 瀉血에 좋다)・委中(膀胱)・足三里(胃), 其他에 "八寶洪靈丹"과 같은 暑氣中의 藥을 가지고 救한다.　(水分의 補給은 다시 重要. 몸을 식히는것도 重要)

2. 말라리아(瘧疾)

症　狀

特長은 往來寒暑熱이다.　發作은 흔히 一定의 間隔으로 이러난다. 胸脇이 脹滿해서 입이 쓰고. 메시꼽다. 原因이나, 發作의 狀態로 여러가지로 分類된다. 寒氣가 적고 熱이 많으며, 頭痛해서 땀이 스스로 나는者를 風瘧이라 하고, 寒氣가 많고 熱이 적으며, 頭痛해서 땀이 없는것을 寒瘧이라고 한다. 寒을 싫어하고 熱이 甚하며, 煩渴해서 자주 마시는 것으로 여름에 이르나는 것을 暑瘧이라고 한다. 廣東 廣西地帶에 發하고, 意識이 멀어지는것을 瘴瘧이라고 한다. 일을 하면 發作이 이러나는것을 勞瘧이라고 한다. 隔日로 이러나는 것을 間日瘧(二日熱) 二日을 隔해서 이러나는 것을 三日熱이라고 한다.

取　穴

大椎(督)・陶道(督)・間使(三焦)・後谿(小腸)・復溜(腎), 寒이 적고 熱이 많은것에는 瀉法, 寒이 많고 熱이 적은 것에는 補法 또

-- 274 --

는 灸가 좋다. 暑瘧・瘴瘧에는 合谷(大腸)・商陽(大腸)・關衝(三焦)를 勞瘧에는 足三里(胃)・中脘(任)을 加한다.

治療는 發作前 1~2時間前에 針灸를 한다. 發作이 멈추면 조금 持續해서, 再發을 防止하면 좋다.

說 明

이 病의 往來寒熱은, 邪가 半表半裏에 있고 營衛가 調和않고, 陰陽이 相搏하기 때문이다. 大椎・陶道에 針을 하는것은 諸陽을 通해서 邪로 하여금 表로부터 解하게 한다.

復溜는 陽을 强하게 해서 熱을 除去한다. 合谷을 瀉하는것은 陽을 通해서 表를 해하는 意味. 商陽・關衝에서 瀉血하면 三焦의 實熱을 고친다. 中脘・足三里를 補하는 것은 中을 調하고, 胃를 健하게 해서 正氣를 補하는 것이다.

日本內地에서는, 말라리아를 針灸로 治療하는것은 거의 있을수 없다. 戰時中 各地에서 말라리아 治療劑의 不足으로 困難했든 일이 있었다. 中國에서는 漢藥이나 針灸로, 所謂 말라리아治療劑 없이 治療를 하고 있다는 것을 들었다. 그 治療가 위와 같은 目標로 行하는 治療였든 것이다.

現代醫學的인 療法에 比해, 어느程度 有效한가는 不明이나, 팔장을 끼고 아무것도 안하는것 보다는 낳을것이다. 參考를 爲해 中國流의 熱病의 治療로서 들어 보았다.

3. 頭　　痛

原因은 여러가지 있다. 風邪로 外로 부터 侵犯되는 수가 많다.

痰濕으로 內部에서 이르나는 수도 있고, 肝胃의 熱이 올라가는
수도 있으며, 氣虛血虛로 이르나는 수도 있다. 區別은

1. 風頭痛 眩暈해서 바람을 맞으면 氣分이 나쁘다. 自然히 땀
이 나는수도 있다. 아플때는 眼瞼이 拘攣하는 수가 있다. 脉은
浮緩이거나 浮弦

2. 痰濕頭痛 顔色 靑黃이다. 眩暈해서 눈이 캄캄해진다. 말하
기 귀찮다. 身體가 나른하다. 氣分이 나쁘고 화난다. 痰이나 늘
침이 나온다. 脉은 흔히 弦滑.

3. 肝胃熱에 依한 頭痛 머리가 달고 아프다. 가슴밑이 달고 熱
을 싫어한다. 입이 渴하고 눈이 붉다. 몸은 冷해도 찬空氣를 좋아
한다. 熱을 만나면 頭痛이 더한다. 때로 便秘, 脉은 흔히 弦數.

4. 氣虛頭痛 몸을 쓰면 더아프다. 아침에 안됐고 저녁에는 좋
다. 하루에도 往復이 있다. 몸은 나른하고 性急하며, 食欲이 없
다. 脉은 細數하니 虛大하며 無力, 兩側 太陽穴(奇)의 곳이 甚하
다.

取 穴

風府(督)·風池(膽)·外關(三焦)·百會(督)·前頂(督)· 太陽(奇)
·合谷(大腸)·陰陵泉(脾)·行間(肝)·三陰交(脾)·中脘(任)·足三
里(胃)

說 明

風府·風池·外關을 瀉하면 頭部의 風邪에 좋다. 百會·前頂·
太陽·合谷을 瀉하면, 머리를 개운하게 하고, 痛症을 멈춘다. 陰
陵泉은 잘 濕을 除去하고 痰을 化한다. 行間은 肝을 편하게 한다

三陰交를 補하면, 陰을 기루고 血을 돕는다. 中脘을 補하면 補中益氣하고 胃氣를 調和한다.

4. 齒　　痛

胃에 濕熱이 있어서 이러난다. 風寒에 感해서 이러나는 수도 있다. 그러나, 虛火上炎(下半身이 虛하고 上半身이 上衝한다)해서 아픈者도 있다.

濕熱이 交蒸해서 虫齒가 아픈者는 적지않다.

取　穴

痰門(三焦)·頬車(胃)·下關(胃) · 翳風(三焦)·風池(膽) · 內庭(胃)·太谿(腎)·合谷(大腸)이 좋은 境遇도 있다.

說　明

耳門·頬車·下關은 局所取穴, 淸熱瀉火, 翳風이나 風池는 風邪를 去하고, 腫脹을 消하고 痛症을 止息시킨다. 合谷은 大腸經의 熱을 除去한다. 內庭은 胃의 火를 淸하게 한다. 太谿는 滋陰制火의 作用이 있다.

5. 淋巴節結核(瘰癧)

現在는 적어졌으며, 初期에 化學療法으로 낫기때문에 頸全體에 瘢痕이 생기는 것은 적어졌다. 淋巴腫과 함께 頭部에 濕疹이 있거나, 皮膚에 苔癬, 痒疹이 나거나, 中耳炎, 鼻炎이 이러나는 수가 있으며 顔色이 蒼白하고, 때로 浮腫狀이 된다. 몸은 榮養狀態가 나쁘고 瘦瘠해진다. 脊椎카리에스, 結核性關節炎等의 餘病도 이르키기 쉽다. 榮養, 安靜에 注意하고, 全身機能을 높일 必要가 있다.

取　穴

身柱(督)·肝兪(膀胱)·脾兪(膀胱)·天樞(胃)·關元(任)·足三里(胃)等의 全身强壯穴에 灸를 持續해서 數個月 持續하면 좋다. 適當하게 戶外의 空氣에 觸하고, 强하지 안는 日光浴을 하면 좋다. 大澤勝博士가 見聞한 바에는 스이스에서는 足底만 日光浴을 해서 結核에 좋은 成績을 올리고 있는 곳도 있다고 한다.

6. 凍　傷

血液의 循環을 促하기 爲해 凍傷이 걸리기 쉬운 사람은 冬期가 되기前에 凍傷이 걸리기 쉬운 部位, 手背, 耳朶等에서 三稜針으로 瀉血을 해두면 좋다. 井穴瀉血도 좋다. 또한 全身에 强壯灸를 해두면 좋다.

7. 瘭　疽

무릇 急性化膿性疾患에 針灸를 應用하는데는 急性期, 初期에 行해서 頓座시키는 것이 必要하다. 瘭疽도 그 例에서 빠지지 않는다.

取　穴

손이면 三里(大腸)·合谷(大腸)·後谿(小腸)에 灸을 한다. 아픈 손가락의 關節에 知熱灸를 施하는것도 좋다. 灸는 適量으로는 히야르로니다제抑制作用이 있다는것은 堀越淸三氏의 實驗에서 證明

-- 278 --

되고 있다. 早期에 行하면 限局한 炎症이된다。 발이면 太衝(肝)·臨泣(膽)·解谿(胃)에 灸를 해서 좋다. 炎症周圍의 知熱灸도 좋다.

8. 打撲傷과 捻挫

打撲部에 皮下溢血이 넓게 있는 境遇에 그 곳곳에 灸를 하면, 그 周圍에서 血液이 吸收해서 희게되어가는것이 認知된다. 局所刺戟은, 浸出物의 再吸收를 促하는것을 알수있다. 또 옛날부터 打撲, 捻挫에는 水平針이라고 해서, 毫針을 數本 皮下에 水平으로 刺하고 數分 置針하는것은 흔히 하는 方法이다.

赤羽氏의 씨쏘現象, (옛날의 巨刺)으로 아픈곳과 反對側에 瀉法을 行하는 것도 一法이다. 循經取穴을 하는데는, 關連經이라고 생각되는 經의 要穴(例하면 大腸經이면 合谷)에 鍉針을 대고, 아픈 場所를 運動시켜보면 좋다. 올바른 經에 대이면 疼痛이 減하고 可動性이 增加하는 것이다. 皮下針·磁器粒貼用程度로도 足하는 境遇도 있다.

9. 椎間板헤루니아

正確하게 椎間板헤루니아를 證明하는데는, 脊髓腔에 造影劑를 넣으서 X레이를 撮影하지 않으면 안된다. 그 缺損像으로 判斷하는 것인데, X레이診斷이라도 때로 誤診하는수가 있다. 또 造影劑의 影響도 無視할수없기 때문에 胃腸의 造影劑와 같이 손쉽게 자주 行할수 없다. 나머지는 體位와 疼痛의 關係, 壓痛點, 普通의 背椎의 X레이診斷等으로 判斷한다.

一般的으로 그 疑心이 있으면 安靜, 牽引, 콜셑裝着等과 藥物療法으로 對處하는데, 輕度인데도 難治한것이 屢次있다.

즐겨 手術療法을 行하는 整形外科醫도 있으며, 保存的療法을 흔히 行하는 者도 있다.

中國에서는, 定靜뿐만 아니라, 按摩, 體操, 他動的矯正을 併用해서 좋은成績을 올리고 있다. 鎭痛, 弛緩療法으로서, 針灸, 特히 針治는, 불록療法에 匹敵하는 程度로 有效하다. 카이로프락틱은 背柱矯正術인데, 美國에서는 醫學校에 가까운 程度의 오랜 敎育을 行해서 實施하고 있다. 各州에 따라 그 取扱이 다른데, 하나의 有效한 治療인 것에는 틀림이 없다. 日本에는 좋은 敎育機關이 없는것이 原因으로 솜씨있는 術者가 育成되기 어렵고, 普及도 보지못하나 使用하기에 足한 療法이다.

針術로 腰部의 過緊張을 누그롭게 해서 카이로를 行하면, 麻醉下에서 하는것과 同樣으로 矯正이 容易하게 되는 것이다. 所謂 뜨끔한 허리 (挫閃)가 이것에 該當하는지 어떤지는 무엇이라 할수 없으나, 카이로의 手技로는 單一回로 낫는 例가 많다.

10. 蕁 麻 疹

血管運動神經障害로 이러나는 皮膚病으로, 體質도 關係가 있다 蕁痲疹과 喘息이 多發하는 家系가 있다. 벌레에 쏘이고, 魚類를 먹고, 조개를 먹고 하면 이러나는 것이 많다. 추우면 이러나는 사람도 있다. (寒冷蕁痲疹) 糖尿病, 肝障害, 其他 內臟疾患機能 低下도 誘因이 된다. 逆으로 腸티프스와 같은 熱病後 갑짜기 自

然히 낫는것도 많다. 가렵게 될때는 突然 一個所로 부터 가려움
이 이러나서 .皮膚發赤, 瘙痒感이 일고, 차례로 끌그면 끌글수록
가려움을 더하고, 全身에 미치는 수가 있다. 죽을程度의 病은 아
니나 괴로운 병이다. 全身의 機能을 亢進시켜 解毒作用을 旺盛하
게 하기爲해 刺戟療法은 좋다. 터기湯, 사우나湯에 들어가면 낫
는다고 하는 사람도 있다.

取　穴

身柱(督)·膈兪(膀胱)·肝兪(膀胱)·大腸兪(膀胱) · 肩髃(大腸)·
曲池(大腸)·血海(脾)·三陰交(脾)

皮膚病에는 大腸經의 適應이 많다고 믿어지고 있다.

11. 皮膚炎과 올음病(옻等)

一般的으로 大腸經의 要穴(合谷, 曲池, 肩髃等)을 흔히 取穴한
다. 그러나 全身에 가려움이 있을때는, 肘尖에 灸七壯, 曲池
(大腸)·神門(心)·合谷(大腸)·三陰交(脾)에 針을 해서 좋다. 多
血質이면 立位로 委中(膀胱)瀉血이 듣는수가 있다.

12. 사 마 귀

많이있는 사마귀의 最初에 있는, 또는 가장 큰 사마귀에 多壯
灸를 해서 이것이 떨어지면 딴 사마귀는 自然히 떨어지는 수가
많다. 요구이닌을 併用(薏苡附子敗醬散)하면 더욱 좋다.

13. 濕　　疹

皮膚炎에 準한다.

14. 肝斑(顔面의 褐色斑)

中脘(任)・天樞(胃)・足三里(胃)・曲池(大腸)・肝兪(膀胱)・**脾兪(膀胱)**・腎兪(膀胱)・大椎(督)・百會(督)

註

註 ※

頁　　　에서　　　　行째　**中國의책**

人民衛生出版社刊 鍼灸歌賦選解 陣璧琉鄭卓人著를 參照하기 바란다.

頁　　　에서　　　　行째 燔針

燔針은 火針, 또는 燒針의 말이며, 굵은 針을 구워서 刺한다.

頁　　　에서　　　　行째 **太陽穴**

太陽(奇)　眉外端과 外測眼眥의 中間에서 後方 約一寸의 陷凹點. 適應症：偏頭痛, 一切의 眼疾患(間中註 平田氏腎帶에 거의 該當한다)

頁　　行째　　　頁　　　에서　　　　行째 **本治와 標治**

本治法과 標治法이라는 區別은 古典에는 나오지 않는다. 但 標·本이라는 文字는 素問에 이미 說해지고 있다.

戰爭前, 昭和의 初期 竹山晉日郞氏等이 經絡治療를 말하기 시작했을때에, 古法에 따라서 脈診 其他를 行하고, 그診斷에 따라서, 어느經에 虛實이 있는가를 判斷하고, 이것에 對해서 行하는 古典的인 治法을 本治法이라고 부르고, 患者가 訴하는 여러가지의 愁訴에 對한 症候的治療를 標治라고 부르기로 했다고 한다.

當時, 難經의 硏究가 熱心히 行해지고 있었기 때문에, 本治法은 四肢의 所謂 五行穴의 運用이 主로 되고 있었다. 그러나 말의 本義로 부터 말하면 軀幹의 兪穴이나 募穴의 運用도 當然히 이 思考方式에 包含되어서 좋을 터이다.

또 對症療法이라고 해도, 그저 慢然하게 患者가 아프다고 하는 局所에 治療할 뿐으로는 낫는수도 있고 낫지않는수도 있다. 後述하는것 같은 循經治療라고 하는 思考方式도 利用해야 할것이며, 이것에 依해서 좋은 効果를 얻을수 있다. 목이 아파서 기우릴수 없는 患者에게 손의 四瀆(三焦)에 治療하는 것도 그 一例이다. 이때 脈診에서 三焦의 症이 있거나 없거나, 또 四瀆(三焦)이 五行穴이 아니라도, 支障없다. 이것을 經絡을 利用하기 때문에 本治法이라고 하는가, 症候治療이기 때문에 標治法이라고 부르는가 하는 點이 되면, 그 境界에 一線을 긋기 어려운 것이 아닐까.

中國에서 標와 本이라는 말은 各家에 따라서 여러가지로 解釋되고 있다. 名解釋도 있으며 迷解釋도 있다.

(1) 先病을 本으로 하고 後病을 標로 한다.

(2) 宿病을 本으로 하고 新病을 標로 한다.

(3) 正氣를 本으로 하고 客邪를 標로 한다.

(4) 裏病을 本으로 하고 表症을 標로 한다.

(5) 臟腑을 本으로 하고 肢體를 標로 한다.

(6) 四肢를 本으로 하고 頭身을 標로 한다.

이들은, 現在 말하는 本治·標治와는 一致하는 面도 있고, 全然 다른 面도 있다. 그러나 다음에 든 治療法則에는 傾聽의 價値가 있는 것이 있다.

(1) 緩急에 應해서 本을 先으로 하고 標를 後로 한다. 또 標를 先으로 하고 本을 後로 한다. 때로 標·本을 同時에 고치고, 때로 單治한다

(2) 靈樞病本篇

發病해서 有餘하면(體力에 餘裕가 있으면)本으로 해서 標, 그 本을 先治하고 標를 後로 한다.

發病해에 不足이면, 標로 해서 本, 그 標를 先治하고 本을 後로 한다.

愼重하게 間과 甚(病의 輕重, 餘裕)을 詳察해서 意로서 調한다. 間에 併行하고 甚은 獨行한다.

(餘裕가 있으면 함께 治療함도 좋고, 餘裕가 없으면 한편을 손빼는 것도 좋다.)

腹診과 壓痛點

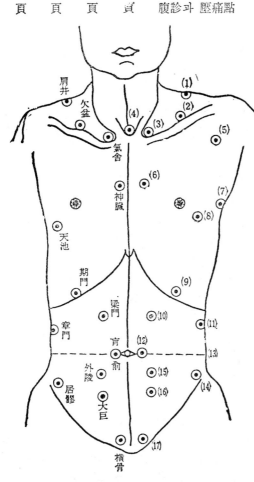

1. 肩井 三焦
2. 缺盆 陰蹻
3. 氣舍 衝脈
4. 膝 天容 陰維
5. 中府 膝
6. 神臟 心
7. 大包 脾·膝
8. 天淚 心包
9. 期門 肝
10. 梁門 胃
11. 章門 脾
12. 肓兪 腎 衝脈
13. 帶脈 肝＋腎
14. 居髎 膽 陽維 陽蹻
15. 外陵 小腸
16. 大巨 大腸
17. 橫骨 膀胱

各經絡腹部壓診相關點分布圖

(間中原圖)

各經上의 壓痛은 多
少間, 그經에 關聯이 있
다.

帶狀의 壓診帶를 만
드는 수도 있다. 例하
면 帶脈,

帶脈의 壓痛은 腎經
과 肝經에 關連한다.

二經以上에 關聯하는 壓痛이 있는데 그 어느것인가에 各各 따로 相關
하는 수도 있다. 때로 腹部는 全然 軟하고 壓痛도 없고 壓診의 據點이 없는 수도 있다.

頁 에서 行째 選穴法

例하면 胃經의 解谿穴과 頭部의 曲鬢를 一組로 해서 使用하거나, 肝經의 行間과 百會를 併用하거나 하는것과 같은 選穴法.

頁下

各經의 頭部·面部의 交會는 成書에 따라서 異說이 있다. 그러나 胃經과 大腸經等은 連關經으로서 相互 反應點을 求해서, 第3點으로서, 利用해도 좋은것 같다.

頁 脉과 脈

古來 맥의 字는 三, 四 있는데, 中國의 針灸書에는 脈과 脉의 두가지의 文字가 나와있다.

丸山昌朗氏의 說로는 脈의 편이 오래이고 脉은 後世가 되어서 使用되기 시작한 것인데 그러나 어느쪽이 옳다고는 할수없다고 한다. 日本의 常用漢字에는 脈은 있으나 脉이라는 字는 없다. 때문에 動脈이라든가 靜脈이라고 쓰지않으면 國家試驗에서는 減點될지도 모른다.

그런데도, 왜, 일부로 脉의 字를 使用하는가? 하나는 나의 筆癖이다.

第二로 最近 愛知大學에서 出版된 가장 새롭고, 中國의 文字의 使用法을 忠實하게 잡아넣은 中日大辭典을 보면 脉을 主로하고, 脈䘄, 衇은 括弧안에 넣어서 從으로 하고있다.

中國의 最近의 出版物에는 鍼과 針, 脉과 脈이 거의 半半으로 나타나고 있다. 때문에 脉이라고 써도 틀렸다고는 할수없다.

第三으로, 이것은 重要한 것인데, 中國針灸術에서 말하는 脉은, 西洋醫學에서 말하는 脈과 반드시 同一槪念이라고는 할수없다. 때문에 中國的인 脉을 가르킬 때에는 脉이라고 하는 "外國文字"를 使用한 편이, 틀림이 없어서 좋다고 생각한다.

곁들여 말하면, 丸山氏는 五臟을 말하는데에 古風으로 肝藏이라든가 腎藏이라고 쓰면 좋다고 勸하고 있다. 이것은 現代醫學의 肝臟·腎臟과 다른 槪念을 같은 文字로 表示하기 때문에 일어나는 混亂을 防止하는데에, 얼마간 所用될런지도 모르기 때문이다.

註

五行穴(母子穴)等의 用法은 難經의 體系의 骨子이며, 到底히 2,3頁로 完全한 說明은 할수없다.

本間祥白氏著 "難經의 硏究" 其他를 參照해서 천천히 工夫하도록 希望 한다.

頁 平田式熱針療法

平田氏의 熱針療法(金屬製의 작은 漏斗에 白金綿을 넣고 알콜을 태워 서, 熱했을때에 漏斗에 붙어있는 긴 자루를 쥐고, 皮膚를 가볍게 두드 려간다)으로 皮膚感覺을 觀察하면 여러가지 滋味있는 現象이 보여진다. 같은 經絡上에서도 뜨겁지 않는곳과, 大端히 뜨거운 點이 있다. 熱을 感 受하는 神經의 終末部(熱點)에 限하지 않고, 帶狀으로 平田氏帶에 沿해 서 나타나거나, 또 當然히 熱點이 있을터인 他의 部分은 아무리 두드려 도 느끼지않는 事實이 있다. 神經機構에서 나타나는 現象이 아니고, 오. 히려 一種의 反應點・反射帶라고 解해서 좋을 것이다.

이 實驗을 한일이 없는 많은 學者・針灸師는 平田氏帶까지껏 蔑視해서 認定할려고 하지않는다.

나는 딴 實驗으로부터 그 存在를 認知할수 있었다. 即 患者를 絕綠臺 에 올리고, 陰으로 負荷시킨 쇠고리줄을 顔面이나 四肢의 平田氏帶에 帶 狀으로 接觸하면, 腹部의 平田氏帶의 壓痛이 멋지게 消失하고, 그部位를 비키면 再次 壓痛이 나타난다.

이 實驗에서 滋味있는 것은, 奇經의 "帶脉"의 壓痛이며, 이것은 元來 腎帶에 屬하는 平田氏帶인데, 四肢・顔面의 腎帶로 부터도 消去作用을 받 는다는 特性을 가지고 있다.

어떤 疾病에서 어떤 平田氏帶의 過敏狀態가 오래 繼續하면 거기에 여 러가지의 皮膚疾患・色素沈着等의 變化가 나타나고, 또 壓痛・電氣抵抗 의 變化가 認定되는 것에 對해서는, 내가 쓴 「針術入門講座」(醫道의 日 本社刊)에서 이미 述해 두었기 때문에 參照하기 바란다.

平田氏가 勸하고 있듯이, 어느 局所에 疼痛이 局限해서 있을때에, 거기에 關聯이 있는 經絡(三陰三陽經)과, 다같이 거기에 關聯이 있는 平田氏帶의 交點을, 他의 몸의 部分에 求해서, 그 特定點을 刺戟하면, 大端히 效果가 오르는것을 자주 經驗한다. 逆으로 어떤 個所(例하면 膽囊)에 病變이 있으면 同名의 經絡과 平田氏帶의 交點에 自發痛·壓痛이 나타나는 것도 자주 認知한다. 膽囊이면 下肢의 絕骨—陽輔(膽)의 別名— 上肢의 天井(三焦) 이러한 意味로 取穴에 즈음해서 注目할만한 페턴이다.

頁　耳針法

1969年 노제 Paul Nogier 醫師는, 그 오랜 硏究를 331頁의 책으로 整理해서, "Traité d' Auriculothérapie"(直譯하면 耳殼療法)이라는 題目으로 出版했다.

이책에는, 視診·觸診·壓診·熱에 依한 診斷法·冷感에 依한 知覺低下의 檢出法 等이 詳細하게 述하고 있다.

그는 耳針療法의 適應症으로서 第一로 疼痛을 들고있다. "어떤 疾病이 疼痛을 同伴할때에는 耳殼은 반드시 어떤 役割을 가지고 있다. 그리고 그 役割은 때로 大端히 重要한 것이다."

"疼痛을 治療하는데는, 가장 그 뚜렷한 部位를 治療하면, 자주 도람프의 城이 무너지듯이, 그 苦痛이 消去되는수가 많다. 그러나 反對로 疾病의 始初부터 그 나타남이 뒤틀리고 있는 境遇나, 그 機能의 途上에서 痛症의 强度가 變化를 받았다고 하는것 같이 생각되는 境遇에는, 反射路를 介해서 그 中核을 治療하면 여러가지의 頑固한 痛症이 없어진다는 것도 있을수 있다"고 해서 다음과 같은 適應症을 列擧하고 있다.

(A) 主治症의 主要한것

　㈀ 外 傷

　㈁ 手技療法의 補助

　㈂ 關節症

　㈃ 神經痛·疼痛

(B) 이것에 버금하는 것

　㈀ 循環障害

註

   (ㄴ) 運動障害

   (ㄷ) 炎症과 榮養障害

  手技 其他의 詳細를 特히 硏究하고 싶을때에는 이책을 參照하기 바란다.

  또한 곁들여 觸해둘것 같으면, 獨逸의 브온·제드라첵은 足底맛사지라고 해서 足底의 各部分이 몸全體의 器官과 相關하고 있다고 하는 說을 發表하고 있다. 이것을 맛사지에 利用해서 治療하고 있다고 한다. 그 眞僞는 追試해보지 않고는 무엇이라고도 말할수 없다.

頁   行째 生物時間(바이오리즘)

  우리들은, 生物時間―Biorythm―(바이오리즘)의 硏究때문에, 間中式電探器(中谷式電探을 조금 變更시켜, 電壓을 내려 4볼트로 하고, 陽極으로 測定하고, (陰極은 刺戟이 强해서 皮膚抵抗이 팡크나기 쉽다) ――不分極糊를 바른 直徑 1센치의 測定導子를 使用해서, 原穴測定을 두時間마다 一晝夜 行해 보았다.

  이것에 依해서, 古典 그대로는 아니나 거의 닮은 各經의 바이오리즘이 存在하고, 病에 依해서 그 亂調가 나타나는 것을 認知했다.

  例하면 副腎皮質홀몬을 連用한 患者에서는, 리듬이 一般的으로 不明瞭하게 되는것 같다. 또 特定時間에 喘息·疼痛·發熱等의 愁訴가 있는 患者에는 特有한 리듬이 나타나고, 그 리듬에 便乘해서 治療하면 效果가 大端히 良好한것을 認知할수 있었다. 이 分野는 只今까지 잊어버려지고 왔다. 그기에다 外來患者를 밤중에 治療하는것도 實際問題로서는 容易하지 않다.

  이렇게해서 測定한 値를 試驗的으로 中谷式의 測定表에 記入해보면, 다른時間에는 別人과 같은 測定値의 散亂이 나타난다.

  血壓·體溫·脈搏 其他 一日中에 變動이 있는 變化를 一定한 外來診察時間에 測定하는 것은, 생각해보면, 스냅·숏으로 判斷하는것 같은 것이다. 嚴密히 말하면 그 連續曲線을 알必要가 있다. 이것은 또 容易하지는 않다. 그러나 그러한 因子를 全然 考慮에 넣지않는것은 한手 빠지는 것이며, 때로 誤錯된 判斷(誤診)의 原因이 되는것도 생각해 두지 않으면

안된다. 어느 針灸家가, 自己의 脈을 보면, 언제나 肝虛로 左手의 關脈
이 弱했다. 試驗的으로 밤중까지 일어나 있다가 觸했드니 肝의 脈은 普
壓으로 뛰고 있었다는 이야기를 들었다. 이사람의 脈을 眞正한 肝虛로
解釋해야 할것인가, 單純한 脈의 異變이라고 評價해야 할것인가의 問題
가 있는 곳일 것이다.

頁　에서　行째　　關節疾患

針灸를 하고있으면, 關節疾患이 相當히 많이 모이는 것이다. 이것이
가장 困難한 것으로서 大端히 고치기 쉬운 型과, 낫기어려운 型이 있다.
病이 오래되거나, 或은 老人에게 흔히 있는 退行性 變化가 이러나서, 關
節이 變型하고 있는것, 이미 癒着이 이러난것等은 苦心해서 고칠려고 해
도, 그 效果가 오르지않는다. 患者는 針灸로 關節炎이 잘낫는다는 이야
기를 듣고 오는 것인데, 그것도 一에서 부터 十까지 있다는 것은 알지못
한다.

東大物療內科의 佐佐木助敎授의 分類에 依하면 關節의 痛症에는 다음
과 같은 5種類가 있고, 西洋醫學的으로도 各治療法을 區別하고 있다.

痛 症 의 性 質	痛 症 의 原 因	對　　　　　　策
1 壓　　　　痛 (tenderness)	急性炎症에 依한 疼痛 閾値의 低下	消炎劑 · 固定
2 自　發　　痛 (sorenes)	急性炎症에 依한 發痛 物質의 存在	消炎劑 · 洗滌
3 運　動　　痛 (pain on motion)	關節附近의 乏血	保溫 · 運動
4 同　　　　上 (pain on motion)	關節可動域의 低下	保溫 · 可動域運動
5 荷　重　　痛 (pain on weightbearing)	關節荷重狀態의 不良 · 關節內異物 · 脫臼	裝具 · 靴 · 手術

이 1에서 4까지는 針灸로도 治療할 수있고 比較的 잘 痛症이 그치는듯
하다. 그의 洗滌은 針灸師에게는 許諾되어 있지 않으나, 食餌療法 또는
漢方藥으로 洗滌과 한가지로 發痛物質의 排除가 된다고 생각한다. 4의

運動療法은 針灸學校에서는 重點으로 가르치지 않으나, 相當히 솜씨있게 患者에게 無用의 苦痛을 주지않고 하고있는 사람도 있다. 그러한 사람에 게서 要領을 習得하면 좋다. 5에 對해서는, 困難한 것이기때문에 自己만 으로 고쳐준다고 쉽게 떠맡지 않는편이 좋을것이다.

頁　　行째　　大久保適齊

大久保適齊는 明治時代에　群馬縣縣立病院長을　하고있든 西洋醫이다. 自己가 노이로제에 걸렸을때에 針灸를 試해서 大端히 좋았기 때문에, 이 것을 배울려고 뜻을 두었다. 그러나 그즈음의 針灸師로 術을 가르쳐주는 사람도 없었고, 좋은 敎科書도 없었기 때문에, 自己가 硏究해서, "自律 神經手術"이라는 一種의 針治를 創案했다.

그의 著「針治新書」는 發行部數가 적고, 또한 當時의 針術家로 그의 流儀에 同調하는 사람도 거의 없었다고 보여서 現在 入手하는것은 困難 하다.

그 特徵은, 中國의 穴이 數多하게 있는것을 整理해서, 頭部・腰部의 3對의 穴을 主로해서 交感神經을 刺戟한다고 하는 手技를 硏究하고 있는 點이다. 그것에는 中國에서 말하는 大針(길이 約10센치나 있다)을 使用 해서 6센치 以上이나 刺한다.

그러나 그의 治療篇에 써여있는 記事를 읽으면, 其他에도 여러가지의 刺法을 試하고 있는것을 알수있다. 이 流儀를 傳承하고 있는 針術家도 現在는 거의 남아있지 않기때문에, 그 實際의 效果가 어느程度였든가 充 分히 알수없다. 나는 目下 그의 책의 記述을 依據로 해서, 그 技法을 追 試中인데, 一種 獨特한 技法이며, 適應如何에 따라서는 使用하기에 足한 方法이라고 생각하고 있다. 어느때고, 그의 著書의 復版을 解說付로 出 版하고 싶다고 생각하고 있다.

頁　　行째　　카이로프락틱

카이로프락틱은 美國의 파마라는 사람이 硏究한 背柱徒手矯正法이다.

實은 中國에도 옛날부터 整骨術로서 같은 手技가 있었던 것이다. 카이 로의 편은 그後 醫師界에서 素人療法이라는 誹謗을 받고 白眼視를 繼續 當했기때문에, 對抗上 X레이診斷이나, 現代醫學的敎育을 加味해서, 術

者의 教育程度를 높이고, 醫療過誤에 依해서 非難을 받지않도록 極度로 注意하고 있다.

美國에서는 州에 따라서, 카이로에 對하는 取扱이 다르고 禁止하고 있는 州도 있고, 거의 醫師와 同樣의 取扱을 認定하고 있는 州도 있다.

또 醫師의 中에도 偏見을 버리고, 그마니프레이숀(手技)를 自己가 活用하는 傾向도 增加해오고 있다. 그러나 아직 暗默의 對立이 남아있는듯 하다.

그 效用은 決크 無視할수 없는 點이 있는것은 事實이며, 針灸와 倂用하고, 或은 單獨으로 使用해서, 或種의 愁訴에는 大端히 좋은 結果를 얻을수 있다는것을 나는 承認하는 者이다.

頁   에서   行째 氣門

氣門(奇) 關元(任)에서 左右로 三寸벌린다. 灸 五十壯, 子宮出血, 睾丸炎에 有效하다고 한다.

頁   中國의 책

引用은 中國針灸學, 針灸學簡篇, 新針灸學, 針灸節用, 中醫學入門等에서 拔粹했다. 또 現代醫學. 醫學的解說을 要한다고 생각한 部分은 著者가 썼다. 文體를 보면 區分할수 있다고 생각하기 때문에 一一히 말하지 않았다. 中國流의 用語의 瘀血이 아니고 血瘀, 虛證이 아니고 虛症, 陰萎가 아니고 陽萎等이 나오는데 일부로 그대로 해두었다.

頁 行째 百勞

百勞(奇) 中國에서 흔히 使用되는 頭部의 奇穴, 佛蘭西의 책에는 PAE •LAO로 해서 經穴에 넣고있다. 大椎(督)의 上二寸, 左右에 一寸三分

主治: 咳嗽, 瘰癧, 肩部에서 목으로 眠해서 아픈것

頁 行째 腦血管障害의 診斷基準(鑑別法)

(沖中重雄:日本醫師新報 No. 2352, 3頁, 昭 44)

] 硬腦塞(從來의 腦軟化에 該當한다)

　A. 腦血栓症

　　1. 前驅症狀으로서 腦虛血發作을 反復하고, 자주 發作間에 있어서의 症狀의 回復, 또는 改善이 보인다.

註

2. 經過는 緩徐하며, 個個의 症狀이 各其 數分乃至 數時間, 或은 그 以上 걸려서 차츰 出現하고, 또는 段階的으로 進行한다.

3. 意識障害는 比較的 輕度

4. 髓液은 淸澄

5. 때로는 急速히 輕快한다.

6. Wallenberg 症候群(塞栓에서는 稀)

7. 他臟器에 있어서의 아테롬硬化의 證明(特히 冠動脈, 末梢動脈, 大動脈)

8. 通常 아테롬硬化症을 同伴하는 疾患이 存在(高血壓症, 糖尿病, 黃色腫症)

B. 腦塞栓症

1. 急激한 發作의 出現

2. 大槪의 境遇 前驅症狀은 缺如한다.

3. 意識障害는 比較的 輕度

4. 髓液은 淸澄

5. 때로 急速히 輕快한다.

6. 局所神經症狀 或은 特定動脈流域의 症狀

7. 塞栓의 原因은 通常 心疾患에 由來(不整脈, 辯膜疾患, 心筋硬塞)

8. 最近 이러났다고 생각되는 塞栓의 證明

ⓐ 他臟器(脾, 腎, 四肢, 肺, 他)

ⓑ 他의 腦血管領域

Ⅱ 頭蓋內出血

A. 腦出血

1. 髓液은 血性乃至 正常

2. 高血壓

3. 片麻痺 其他의 神經・精神症狀이 數分乃至 數時間以內에 急激히 展開한다.

4. 發作은 一般的으로 活動時에 시작한다.

5. 急速히 昏睡에 빠진다.

B. 蜘蛛膜下出血

1. 起始 甚한 頭痛

2. 項部強直, 게르니히, 부루진스키現象陽性

3. 血性髓液

4. 局所神經症狀의 缺如

5. 意識障害는 오히려 一過性

6. 硝子體下(網膜前)出血

Ⅲ 腦硬塞를 同伴하지 않은 一過性腦虛血

A. 反復性局所性腦虛血發作(所謂 腦血管痙攣)

　　重症인 腦血管障害의 前驅症狀의 型으로 反復해서 이러나는것이 普通. 흔히 보이는것은 痺感과 不全麻痺이며, 一過性으로 數分乃至 1時間以內에 消失한다.

B. 低血壓에 同伴하는 一過性腦虛血

Ⅳ 高血壓性腦症

　　急激한 血壓, 特히 擴張期壓의 上昇에 依한 一過性의 頭痛, 惡心, 嘔吐, 意識障害, 痙攣, 黑內障等의 增惡

　　頁　　行째　羊矛

羊矢(奇) 鼠徑溝의 거의 中央에서 羊糞과 같은것을 觸하는 곳(淋巴腺)

　　頁　　行째　熱病과 針灸

우리들은 熱病을 針灸로 治療하는 機會가 거의없고, 大概는 藥物療法으로 治療하고 만다. 따라서 우리들에게는 針灸만의 解熱效果를 試할 機會가 그다지 없었다.

最近, 約半年間 不明의 發熱이 밤에 이러나고 夜半에 많은量의 發汗이 있어서 熱이 내린다고 하는 68歲의 患者가 있었다. 이 患者는 市立病院에 入院해서 精密檢査를 받았으나, 特記할만한 所見이 없고, 抗生物質等은 全然 無效하였다. 그런데, 原穴의 電氣抵抗을 二時間間隔으로 온히 一日 測定해본즉, 中國에서 말하는 三焦經이 旺하는 午後 10時頃에 그原穴이 顯著하게 通電量이 增加하고 있는것을 알았다. 2時間을 選擇해서

手와 足의 少陽經을 쇠고리줄로 連結해서, 우리들이 말하는 "이온·뗑"法으로 陽"이온"-을 手에서 足으로 誘導하니, 그밤부터 發熱이 없어져서 安眠할수 있게 되었다. 이것을 中止하니 再度發熱을 보았다. 이 療法을 反復하는것에 依해서, 마침내 그다지도 雜治의 "原因不明의 發熱"도 完全히 낫고 말았다.

옛날부터 小兒의 發熱에 依한 痙攣에 井穴의 瀉穴을 行하거나 肩背部의 吸角을 使用하거나 해서 下熱한다고 하는 記載가 있다.

細菌自身을 攻擊하는 解熱療法의 밖에, 이와같이, 發熱轉機에 影響을 주는 治療法도 있는것을 實證할수가 있었다.

이렇게 해서보면 中國의 말라리아療法도 全然 根據가 없는것은 아닌듯하다. 그 詳細한 機轉에 對해서는 今後 더욱 硏究를 要할 問題이다.

頁　　行제　　肘尖

肘尖 손을 가슴에 대고, 尺骨頭의 尖端에서 壓해서 아픈곳(奇穴)

主要參考文獻

1. 本 間 祥 白：鍼灸經穴學
2. 辰 井 文 隆：圖解經穴學
3. 代 田 文 誌：鍼灸治療基礎學
4. 柳 谷 素 靈：秘法一本針傳書
5. 上海中醫學院：鍼灸．1.2.3
6. 石 坂 宗 哲：鍼灸說約
7. 森 秀 太 郎：漢方槪論(經穴篇)
8. 森 秀 太 郎：漢方槪論(理論篇)
9. 荒 木 正 胤：漢方治療
10. 金子丑之助：日本人體解剖學 Ⅰ.Ⅱ.Ⅲ
11. 森 優：臨床應用解剖學
12. 木 村 忠 司：自律神經의 外科
13. 佐 佐 貫 之：對症處方과 對症處置
14. 代 田 文 誌：針灸治療의 實際 上.下
15. 滑 伯 仁：十四經發揮
16. BACHMANN：Die Akupunktur
17. 藤田恒太郎：生體觀察
18. 森 於 菟：解剖學
19. PERNKOPF : Atlas of Anatomy
20. 高 木 耕 三：高木臨床解剖學
21. 國 分 壯
    橋 本 敬 三：鍼灸에 依한 即効療法
22. 醫道의日本社：醫道의 日本 第14卷 1號～28卷 5號
23. 西 邑 信 男：局處麻醉의 實際

◆ 감 수 ◆
임 수 성
· 대한침구사협회 회장(前)

치혈법 해설

| 전통 침구임상과 병명별 처방치료비법 | 정가 18,000원 |

2014年 6月 15日 인쇄
2014年 6月 20日 발행

감 수 : 임 수 성
발행인 : 김 현 호
발행처 : 법문 북스
　　　　〈한림원 판〉
공급처 : 법률미디어

 152-050
서울 구로구 경인로 54길 4
TEL : (대표) 2636-2911, FAX : 2636~3012
등록 : 1979년 8월 27일 제5-22호
Home : www.lawb.co.kr

▌ISBN 978-89-7535-276-8 (93510)
▌파본은 교환해 드립니다.
▌본서의 무단 전재·복제행위는 저작권법에 의거, 3년 이하의
　징역 또는 3,000만원 이하의 벌금에 처해집니다. ▌